Leben Lernen

Die Reihe »Leben Lernen« stellt auf wissenschaftlicher Grundlage Ansätze und Erfahrungen moderner Psychotherapien und Beratungsformen vor; sie wendet sich an die Fachleute aus den helfenden Berufen, an psychologisch Interessierte und an alle nach Lösung ihrer Probleme Suchenden.

Alle Bücher aus der Reihe ›Leben Lernen‹ finden Sie unter:
www.klett-cotta.de/lebenlernen

Das Training sozialer Kompetenzen (TSK) gehört zum Kernbereich des verhaltenstherapeutischen Repertoires. Viele psychische Störungen bessern sich, wenn an Selbstwertproblemen und sozialen Ängsten aktiv gearbeitet wird. Das Therapiemanual dient PatientInnen und TherapeutInnen als gemeinsamer Leitfaden für ein systematisches Training, das in 30 hierarchisch geordnete Übungsszenen eingeteilt ist. Arbeitsblätter zur Selbstreflexion sowie Erklärungen begleiten das Training. Zur bildhaften Vertiefung zeigen die Videoclips zum Download ausgewählte Szenen aus dem Übungsteil. TherapeutInnen erhalten im abschließenden Teil grundlegende Informationen zur Arbeit mit dem Sozialen Kompetenztraining.

Erika Güroff

Selbstsicherheit und soziale Kompetenz

Das Trainingsprogramm TSK mit Basis- und Aufbauübungen

Mit 27 Lehrvideos

Klett-Cotta

Die digitalen Zusatzmaterialen haben wir zum Download auf www.klett-cotta.de bereitgestellt. Geben Sie im Suchfeld auf unserer Homepage den folgenden Such-Code ein: **OM89336.**
Die Videos können Sie unter folgendem Link und QR-Code auch direkt anschauen: www.klett-cotta.de/gueroff-tsk.

MIX
Papier | Fördert gute Waldnutzung
FSC® C083411

Klett-Cotta
www.klett-cotta.de
J. G. Cotta'sche Buchhandlung Nachfolger GmbH
Rotebühlstr. 77, 70178 Stuttgart
Fragen zur Produktsicherheit: produktsicherheit@klett-cotta.de

Cover: Jutta Herden, Stuttgart
unter Verwendung einer Abbildung von Marina Denisenko/iStock by Getty Images
Gesetzt von Eberl & Koesel Studio, Kempten
Gedruckt und gebunden von CPI – Clausen & Bosse, Leck
Lektorat: Mihrican Özdem
Projektmanagement: Ulrike Albrecht
ISBN 978-3-608-89336-6
E-Book ISBN 978-3-608-12561-0
PDF-E-Book ISBN 978-3-608-20747-7

Sechste, überarbeitete und erweiterte Auflage, 2026

Bibliografische Information der Deutschen Nationalbibliothek
Die Deutsche Nationalbibliothek verzeichnet diese Publikation in der Deutschen Nationalbibliografie; detaillierte bibliografische Daten sind im Internet über http://dnb.d-nb.de abrufbar.

Inhalt

Vorwort zur ersten Auflage

Dieses Buch ist aus drei Skripten entstanden, die ich im Rahmen meiner Tätigkeit als Supervisorin und Lehrtherapeutin erstellt hatte.

Die Skripten dienten als Grundlage für meine Seminare zur sozialen Angst und deren Behandlung im Rahmen von sozialen Kompetenztrainings.

Das Buch besteht aus zwei Teilen[1]: Im ersten Teil, nach der Einleitung, wende ich mich speziell und direkt an die TeilnehmerInnen an diesem Training (PatientInnen, Interessierte, Eltern); implizit ist es natürlich auch an die TherapeutInnen gerichtet, deren therapeutisches Vorgehen ich begleiten möchte. In diesem Teil finden sich die eigentlichen Übungsszenen, aber auch eine Vielzahl von Zwischentexten mit Informationen, die ich für das Verständnis des Trainings für unabdingbar halte. Auch im Sinne der Transparenz den PatientInnen gegenüber halte ich diese Informationen für wesentlich.

Der zweite Teil richtet sich schwerpunktmäßig mit Informationen an TherapeutInnen. Das Buch ist als Praxishandbuch gedacht. Daher finden Sie in diesem Teil zwar grundsätzliche Informationen und Denkansätze zum Thema Selbstsicherheit und soziale Kompetenz. Als wissenschaftliches Lehrbuch ist es jedoch nicht angelegt. Dazu verweise ich auf die ausgezeichnete Literatur, die zu diesem Thema vorliegt.

Das Buch ist ein Ergebnis langjähriger praktischer Arbeit, die ich in meiner Praxis als Psychologische Psychotherapeutin durchgeführt habe.

Geistige Grundlage ist unter anderem das Werk von Rita de Muynck und Rüdiger Ullrich, die meine LehrerInnen und MentorInnen waren. Ihnen verdanke ich ein tiefes Verständnis vom verhaltenstherapeutischen Zugang zum Menschen und dessen differenziertes und komplexes »Funktionieren«. Sie haben mir den Blick auf die wahren Tiefenwirkungen dieser ursprünglich oft als rein mechanisch verkannten

1 In der hier vorliegenden 6. Auflage (2026) hat der Anfangsteil eine eigene Überschrift erhalten – »Teil I Einführung in das Trainingsprogramm«. Deshalb gibt es nun drei Teile.

Therapieform geöffnet. So will ich ihnen an dieser Stelle meinen besonderen Dank aussprechen.

Ganz besonders will ich mich bei meinen PatientInnen bedanken; jede/r Einzelne von ihnen hat mir ein Geschenk gemacht: Ich durfte hinter die Kulissen schauen und so mein Verständnis von den Geheimnissen der menschlichen Seele vertiefen. Ihnen verdanke ich auch meine Ehrfurcht vor diesem Geschehen, das wir wohl niemals vollständig ergründen werden.

Ich möchte mich zudem bei meinen SupervisandInnen und TeilnehmerInnen an meinen Seminaren bedanken. Sie haben mir viele Anregungen zu den Skripten gegeben. Und sie haben das TSK selbst vielfach mit PatientInnen durchgeführt und erprobt. Ihre Begeisterung an dem Training und ihre Therapieerfolge, die sie damit erzielen konnten, haben mir Mut gemacht, das Skriptum in ein Buch umzusetzen.

Bei der Erstellung des Buches habe ich sehr hilfreiche Unterstützung bei meiner Kollegin, Freundin und Patentochter, Frau DP Cordula Bartels, erhalten; danke auch an sie.

Ohne die kenntnisreiche und ermutigende Unterstützung meiner Lektorin vom Verlag Klett-Cotta, Frau Dr. Treml-Begemann, wäre dieses Buch nie weitergekommen. Ich danke ihr herzlich an dieser Stelle.

Und last not least bedanke ich mich bei meinem Ehemann, Georg Güroff, der mich stets geduldig begleitet und unterstützt hat.

Sie alle haben auf ihre Weise zum Entstehen dieses Buches beigetragen.

München, im September 2015
Erika Güroff

Vorwort zur aktuellen Auflage

Omnia vincit amor; et nos cedamus amori (Vergil)
Die Liebe besiegt alles; geben wir uns also der Liebe hin.

Nun sind zehn Jahre seit der Erstauflage vergangen, und es ist viel geschehen in dieser Zeit. Allem voran ist eine gesellschaftliche Neuorientierung in Gang, alles scheint mir drunter und drüber zu gehen; leider treffen wir derzeit dabei auf viel Unverständnis unter den Menschen hier bei uns im Land, aber auch auf der ganzen Welt. Zorn, Wut, Hass, Drohungen, Missverständnisse im Übermaß feiern »fröhliche« Urstände.

Dabei wären die Wandlungen so spannend, könnten so anregend sein, uns zu gegenseitigem Austausch anregen. Es entstehen immer notgedrungen Lager, aber niemals ist es doch so, dass in einem Lager nur Dummköpfe sind und im anderen nur Erleuchtete.

Alles ist immer im Fluss, das einzig Beständige ist der Wandel; die Zeiten ändern sich, und wir ändern uns mit ihnen. Aber im Kern allen Geschehens sind wir Menschen, unveränderlich im Herzen, mit unseren Wünschen, Bedürfnissen und unseren Gefühlen.

Ein grundlegendes unumstößliches Bedürfnis ist das nach Nähe zu anderen Menschen, nach Eingebundensein, nach Zugehörigkeit mit gegenseitiger Achtung und Wertschätzung, nach Sicherheit, dass wir einander schützen und achten, dass wir miteinander und untereinander behütet sind.

Wir könnten doch die Veränderungen, den dauernden Fluss des Lebens miteinander gestalten. Wir könnten, wenn wir eine grundsätzliche Tatsache beherzigen würden: Über allem steht die Liebe. Ohne die geht es nicht. Die Liebe zu den anderen, zum Leben und zu uns selbst. Sie ist die Grundvoraussetzung für ein gelungenes Leben überhaupt.

»Liebe» – über dieses Wort werden so manche stolpern. Ich meine damit alles, was uns einander nahebringt: Wohlwollen, Zuneigung, Wertschätzung, Achtung, Respekt. Natürlich können wir nicht alle lieben im engeren Sinn. Aber in diesem erweiterten Sinn kann sie uns gelingen. Leider ist diese Tatsache immer noch nicht genug etabliert in den Herzen und Köpfen der meisten Menschen.

Und um nun einen Bezug zu diesem Buch herzustellen:

Ich lade Sie ein, sich mit diesem »Training« zu befassen; es bietet wesentlich mehr als ein paar Übungen, um soziale Ängste zu verlieren, und es bietet nicht weniger als Verständnis und Handlungsideen für ein gelungenes Leben mit sich und mit anderen.

Die Liebe, wie ich sie oben definiert habe, ist in allen Szenen und Überlegungen eingewoben. Lernen Sie, sie zu finden, herauszuhören, zu entdecken.

Das Erleben der eigenen Würde und Besonderheit (hier: Selbstsicherheit) und der gelingende Umgang der Menschen untereinander (hier: soziale Kompetenz) kann in kleinen Schritten in der Tat gelernt werden, so banal sich das zunächst anhören mag.

Ich selbst konnte in diesen zehn Jahren noch unglaublich viel Neues erfahren über das Leben. Ich habe neue Menschen kennengelernt, alte Freundschaften vertiefen dürfen, Beziehungen auch verloren. Ich habe wunderbare Bereicherungen und Anregungen erhalten, die sich auch hier im Buch niederschlagen.

Ich habe den Text neu überarbeitet und neue Gedanken eingefügt; aber das Grundlegende bleibt überdauernd und musste nicht weiter verändert werden.

Nicht nur die Liebe ist eine Basis für ein gelungenes Leben, auch die Dankbarkeit. Und so will ich hier Menschen nennen, denen ich dankbar bin für mich, mein Wohlergehen und damit letztlich auch für die Gestaltung eines Buches wie diesem hier, und das sind unglaublich viele.

Zunächst danke ich meinen Eltern, die mir mein Leben und eine reiche Entwicklung darin möglich gemacht haben. Sie leben nicht mehr, aber in mir sind sie unauslöschlich. Ich danke allen Lehrern und Lehrerinnen, die mich gemocht und gefördert haben. Das waren viele, aber herausragende Bereicherungen habe ich erfahren von Heide Göttner-Abendroth, Rita de Muynck und Rüdiger Ullrich. Ich danke allen, die mir beruflich die Wege bereitet haben; auch das sind viele, aber herausragend ist Rainer Knappe von der Arbeitsgemeinschaft für Verhaltensmodifikation e. V. (AVM).

Ich danke allen, die mir die Welt der menschlichen Seele hinter den Kulissen gezeigt haben. Das sind meine PatientInnen, meine SupervisandInnen und viele liebe Freunde und Freundinnen, also alle, die sich mir anvertraut haben und noch anvertrauen. Ich bedanke mich bei vielen Kolleginnen und Kollegen, die in all den Jahren mit dem TSK mit ihren PatientInnen gearbeitet haben und mir nicht nur gute Erfolgsberichte geschickt haben, sondern beglückte, begeisterte und enorm wertschätzende. Ich danke allen, die mich stützen und begleiten, mir Mut machen und mir ihre Zuneigung zeigen. Auch hier könnte ich eine Menge auflisten. Ich hebe aber zwei Freunde hervor, die mich bei der Arbeit an dieser Neuauflage immer wieder beraten und liebevoll geschubst haben: Das sind Joseph Michael Reithmeier und Michael Schlenger.

Dann danke ich meiner Freundin Gundula Ebert, die die Übungsszenen verfilmt hat, den SchülerInnen und meinen KollegInnen, die mitgespielt haben, der IT-Expertin Frau Madeleine Keltsch, die mir die technische Umsetzung der beigefügten Videos ermöglicht hat. Ich bedanke mich bei meiner geduldigen und aufmerksamen Lektorin, Frau Mihrican Özdem.

Und schließlich bedanke ich mich zutiefst bei dem Menschen, der mich in meinem Leben begleitet, berät und stützt: meinem Ehemann Georg Güroff.

München, im Juli 2025
Erika Güroff

Einleitung

Erste Ansätze, soziale Angststörungen verhaltenstherapeutisch zu definieren und zu behandeln, wurden in den USA in den 1940er-Jahren entwickelt. Einen guten Überblick über diese Arbeiten liefern Ullrich und de Muynck in den Anleitungen zum Assertiveness-Training-Programm (ATP) (Ullrich & de Muynck 2001, 2004, 2006; Ullrich 2002).

Ein allgemeines grundlegendes Prinzip der Verhaltenstherapie zur Behandlung von Ängsten und Phobien besteht darin, die PatientIn mit dem angsterzeugenden Objekt in gradueller Annäherung, also schrittweise von wenig bis hin zu maximal angsterzeugenden Angstreizen, zu konfrontieren. Diese Vorgehensweise wurde bereits von Wolpe (1977) in den 40er-Jahren des vorigen Jahrhunderts vorgestellt. Grundlage war das frühe Wissen der jungen Verhaltenstherapie um die angsterhaltende Wirkung von Vermeidungsverhalten.

Sehr bald wurde diese Idee der Konfrontation auf die Behandlung sozialer Ängste angewendet. Die PatientInnen sollten alltägliche Situationen aufsuchen und bewältigen, anstatt ihnen auszuweichen. Auch im deutschsprachigen Raum wurde diese Vorgehensweise aufgegriffen.

In den 60er- und 70er-Jahren des vorigen Jahrhunderts wurden verschiedene Konzepte zur Therapie der sozialen Ängste vorgestellt. Allen gemeinsam ist, dass sie von sozialen Alltagssituationen ausgehen, denen sich die PatientInnen ohne Vermeidung aussetzen sollen.

Gleichzeitig wurde der Begriff der »Selbstsicherheit« im Sinne der »sozialen Kompetenz« operationalisiert. Es war notwendig, ein Verhalten zu definieren, das an die Stelle des Vermeidungsverhaltens treten sollte. So lernten bereits damals die PatientInnen, nicht nur die bis dato vermiedenen Situationen aufzusuchen, sondern sie auch adäquat zu bewältigen.

AutorInnen, die zu jener Zeit Therapiekonzepte dieser Art entwickelten, sind unter anderen:

Schwäbisch und Siems (1974)
Feldhege und Krauthahn (1979)
Hinsch et al. (1983); Hinsch und Pfingsten (2007)
Ullrich und de Muynck (2001, 2004, 2006)

In den letzten Jahren kamen noch weitere Behandlungskonzepte hinzu.

Vor allem sind die Therapiekonzepte von Stangier et al. (2009) zu nennen. In ihren Werken liegt der Schwerpunkt auf der Behandlung der sozialen Phobien und damit auf der Bewältigung der phobischen Reaktionen in sozialen Situationen. Die Einübung von sozialen Kompetenzen ist dabei zwar ein Baustein, steht jedoch nicht im Fokus.

Ein kognitives Modell zur Aufrechterhaltung der sozialen Phobie und deren Behandlung haben Clark und Wells (1995) entwickelt. Sie haben entscheidende Erkenntnisse erarbeitet, welche kognitiven Prozesse bei der sozialen Angst ablaufen: Die negative Selbstwahrnehmung, kognitive Verzerrungen und Sicherheitsverhalten tragen zur Aufrechterhaltung und Verstärkung dieser Ängste bei.

Im vorliegenden Training zur sozialen Kompetenz, welches ich im Folgenden abgekürzt TSK nennen möchte, habe ich eine Reihe von zusätzlichen Kriterien umgesetzt, die mir bei der Therapie wichtig und zielführend erscheinen.

Ullrich und de Muynck (2001, 2004, 2006) haben im ATP 127 konkrete Übungssituationen formuliert und vorgegeben, die einer hierarchischen Ordnung folgen, sodass eine graduierte und standardisierte Angstbearbeitung durchgeführt werden kann.

Als langjährige Schülerin von Ullrich und de Muynck habe ich bei meiner eigenen therapeutischen Arbeit den Vorzug und die Wirksamkeit der graduierten Vorgehensweise auch bei der Behandlung von sozialen Ängsten und der Vermittlung von sozialer Kompetenz schätzen gelernt. Deshalb möchte ich dieses grundlegende verhaltenstherapeutische Prinzip im vorliegenden Training übernehmen.

Auch die Arbeit mit vorgegebenen Szenen halte ich zumindest für die ersten Basisübungen (→ Teil II Trainingsprogramm) für sehr sinnvoll, um typische Vermeidungstendenzen zu minimieren.

Mein Konzept enthält jedoch auch inhaltliche und prinzipielle Abweichungen und Ergänzungen. Folgende Anforderungen schienen mir für das TSK bedeutsam:

- Wissenschaftliche Kriterien: Das TSK folgt, wie auch das ATP, den Grundprinzipien der Konfrontation sowohl im Rollenspiel als auch in der Realität, der graduierten Annäherung, der Lerntheorie (Verstärkung und Löschung); hinzu kommt die

Berücksichtigung weiterer Entwicklungen der Verhaltenstherapie wie die kognitive Verhaltenstherapie und die Achtsamkeit.

- Ökonomische Kriterien: Das Training ist so angelegt, dass es im Rahmen einer Langzeittherapie, wie sie derzeit im Sitzungskontingent der gesetzlichen Krankenkassen in Deutschland vorgesehen ist, durchgeführt werden kann (60 bzw. 80 Sitzungen). Es kann dabei integriert werden in einen umfassenden Behandlungsplan.
- Flexibilität:
  - Das TSK ist sowohl in der Einzel- als auch in der Gruppentherapie einsetzbar.
  - Es besteht aus vorgegebenen Basisszenen und Aufbauszenen, nach denen die Überleitung in individuelle Szenen vorgesehen ist; die Entscheidung, die Aufbauszenen zu überspringen, ist über eine Zwischenmessung möglich.
  - Die einzelnen Situationen der Aufbauszenen können individuell variiert werden.
- Leichte Anwendbarkeit und Benutzerfreundlichkeit:
  - Schrittweise werden begleitend zu den vorgegebenen Szenen Informationen zu grundlegenden Fragen und Prinzipien vermittelt.
  - So kann das Manual von PatientIn und TherapeutIn gemeinsam bearbeitet werden.
  - Viele Szenen (insgesamt 27) sind auf den Videoclips zum Download (→ S. 4: Impressum) modellhaft dargestellt.
- Orientierung an den Interessen und dem Wissensbedürfnis der PatientInnen und weniger an denen der TherapeutInnen:
  - Ich habe auf die Darstellung theoretischer Hintergründe weitgehend verzichtet. Lediglich für das Verständnis wesentlicher Definitionen und Grundlagen finden sich in Teil III, der sich an die TherapeutInnen richtet. Weitere grundlegende Informationen zur Theorie, die an Aktualität bis heute nichts eingebüßt haben, finden sich in den ATP-Anleitungen von Ullrich und de Muynck.
  - Informationen zum neuesten Forschungsstand sind im Werk von Alsleben und Hand (2013) nachzulesen.
  - Bei Stangier et al. (2009) und Margraf et al. (1999 und 2005) finden sich Informationen zur Theorie der sozialen Phobie bzw. zur sozialen Angst.

Das Training sozialer Kompetenzen wird ergänzt durch Videoclips zum Download (→ S. 4: Impressum). Darin wird demonstriert, wie soziale Kompetenz umgesetzt werden kann. Nicht alle Szenen sind dafür geeignet. So finden Sie am Rand derjenigen Szenen, die im Download zu finden sind, den entsprechenden QR-Code.

Ein Wort zur Geschlechterbezeichnung: Schon bei der Erstauflage 2016 wählte ich das Binnen-I, und ich bleibe dabei, auch wenn ich dafür von einigen LeserInnen kritisiert wurde. Ich weiß keine bessere Lösung, mit der ich mich wohlfühlen würde. Ich merke selbst die Holperigkeit, die ich unserer Sprache damit zufüge. Aber wenn ich nur vom Patienten und vom Therapeuten reden würde, würde ich in ganz alte sprachliche Ungenauigkeiten zurückfallen. Und wenn ich nur von der Patientin und der Therapeutin reden würde, würde ich einfach die Vorzeichen umkehren und allen Männern Unrecht tun. Beides gefällt mir nicht. So ist es jetzt.

Und schließlich noch eine kurze Anmerkung zu meiner Gepflogenheit, das Wort »Seele« zu verwenden. Das ist eine Vorliebe von mir, wenn ich die Zusammenfassung der inneren Geschehnisse und Vorgänge eines Menschen meine. Ich weiß, dass mich die meisten LeserInnen damit richtig verstehen. Auch meine PatientInnen, SupervisandInnen und FreundInnen erfühlen das sehr gut. Also: Es geht mir um Ihre Seele und damit um Ihr Wachsen und Wohlbefinden!!

TEIL I

Einführung in das Trainingsprogramm

KAPITEL 1

Selbstsicherheit und soziale Kompetenz – Was ist das eigentlich?

1.1 Grundbedürfnisse und soziale Bedürfnisse

Wissen Sie, welche *Grundbedürfnisse* eines Menschen ausreichend erfüllt sein sollten, damit er sich stabil, gesund und in seinem Leben wohlfühlt? Der Psychologe und Psychotherapeut Klaus Grawe (1943–2005) hat sie im Rahmen seiner umfangreichen Studien zur Wirksamkeit der Psychotherapie erarbeitet und benannt (z. B. Grawe 1998):

- Die Möglichkeit, im Leben die *Orientierung* zu sichern sowie das eigene Leben und die Lebensbedingungen selbstbestimmt zu gestalten und zu *kontrollieren*. Dabei sollen unter anderem die eigenen Wünsche und Bedürfnisse, die eigenen Vorstellungen davon, was einem guttut, ausreichend erfüllbar sein.
- *Lustgewinn und Unlustvermeidung*. Das bedeutet, die Möglichkeit, angenehme Gefühle wie Zufriedenheit, Ausgeglichenheit, Freude, Liebe, Ruhe zu erleben, sollten ausreichend häufig zur Verfügung stehen und damit: die Möglichkeit, unangenehme Gefühle wie Ärger, Unzufriedenheit, Verbitterung, Scham und Traurigkeit zu reduzieren oder zu bewältigen. Das heißt, die Gefühlsbilanz sollte einigermaßen stimmen.
- *Bindungsbedürfnis*, also die Möglichkeit, Bindungen bzw. Beziehungen zu anderen Menschen einzugehen und aufrechtzuerhalten und dabei auch eine Ausgeglichenheit von wohltuenden und belastenden Erlebnissen und Erfahrungen herstellen zu können.
- Die Möglichkeit, den eigenen *Selbstwert* vor sich und anderen zu *sichern* und zu *schützen*.

Aus den Bereichen, in denen sich zwischenmenschliches Geschehen abspielt (öffentliche Beachtung, Kontakt, Forderungssituationen, Abgrenzungssituationen;

→Kap. 2.2), lassen sich zudem die folgenden *sozialen/zwischenmenschlichen Bedürfnisse* ableiten:

- Bedürfnis nach Anerkennung, Wertschätzung und Würdigung der Person, wie sie ist, also auch ihrer Schwächen
- Bedürfnis nach Zuneigung und Liebe
- Bedürfnis nach Respekt und Achtung des Anspruchs auf Selbstverwirklichung
- Bedürfnis nach Selbstbestimmung, Unversehrtheit und Schutz vor Übergriffen

Diese Bedürfnisse sind dem Menschen eigen und unabhängig von Geschlecht, genetischen Bedingungen, kulturellen Hintergründen oder Religion.

Werden sie behindert, entstehen über kurz oder lang Reaktionen, die entweder gegen außen oder gegen sich selbst gerichtet sind. Dies können wir in den täglichen Nachrichten aus aller Welt erkennen, aber auch im individuellen Alltag erleben.

Beim Lesen haben Sie sicher automatisch an Ihre eigene Situation gedacht. Und Sie haben sicher entdecken müssen, dass Ihnen in Ihrem Leben, meist bereits in der Kindheit, diese Bedürfnisse nicht ausreichend erfüllt wurden. Um im Leben zurechtzukommen und zu bestehen, haben wir alle eine Reihe von Handlungs- und Denkstrukturen entwickelt – Grawe (1998) spricht von Plänen –, wie wir dafür sorgen können, dass uns diese Grundbedürfnisse bestmöglich erfüllt werden. Dabei geraten wir oft ganz schön in die Bredouille. Dazu erfahren Sie im Buch noch eine Menge.

Was auch immer Ihnen dazu einfällt, auf zwei wesentliche Dinge möchte ich Sie schon vorab hinweisen:

Sie glauben gar nicht, wie viel Einfluss Sie besonders in Ihrem privaten Leben auf die Erfüllung dieser Bedürfnisse haben. Und wie viel Einfluss Sie damit längerfristig auf das öffentliche Leben haben können. Bedenken Sie auch: Jeder Mensch, dem Sie begegnen, hat die gleichen Grundbedürfnisse!

Seien Sie neugierig auf das vorliegende Manual, denn es geht um viel mehr als »nur« darum, eventuelle Ängste vor anderen Menschen zu verringern!

Zusammengefasst geht es darum, dass Sie erfahren können, was »Selbstwert« eigentlich bedeutet, und dass dieser Selbstwert gelernt werden kann.

Und es geht darum, dass Sie diesen Selbstwert eigenständig verwalten und sichern können. Sie lernen »Selbstmanagement«, eine grundlegende Fähigkeit, die Ziel einer jeden seriösen Psychotherapie ist. Sie können Herrin und Herr Ihres Lebens werden.

1.2 Definition von Selbstsicherheit und sozialer Kompetenz

Dieses Training heißt »Training sozialer Kompetenzen«, abgekürzt TSK: Sie haben sicher schon eine vage Vorstellung davon, worum es dabei geht und welche Ziele damit angestrebt werden können.

Unter *sozialer Kompetenz* verstehen wir mehr als nur Selbstsicherheit, auch wenn im Folgenden beide Begriffe synonym gebraucht werden. Sie bedeutet, dass Sie im Umgang mit anderen Menschen über die folgenden Qualitäten verfügen können:

- Ein hohes Maß an der Fähigkeit, sich und andere in ihren Gedanken und Überlegungen wertzuschätzen und sich selbst zu ermutigen und anzuerkennen (Gedanken). In der Sprache der Verhaltenstherapie wird dieser Bereich auch »kognitive Ebene« genannt. Er umfasst alle Vorgänge, die in unserem Kopf ablaufen können. Hier können auch bildhafte Vorgänge (Stichwort »Kopfkino«) mit bedacht werden. (Näheres hierzu →Kap. 4.9 »Imagination: Nutzung der Phantasie und Vorstellungskraft« und im weiteren Verlauf, in dem ich immer wieder kurz darauf hinweisen werde; siehe auch Güroff 2022).
- Viel Gelassenheit, Leichtigkeit, Mut oder Sicherheit sowie viel Wohlwollen sich selbst gegenüber, Selbstvertrauen (Gefühle)
- Ausreichend Ruhe und Entspanntheit im zwischenmenschlichen Geschehen (Körperreaktionen)
- Ein breites Spektrum an authentischen und angemessenen sowie zielführenden Umgangsformen (Verhaltensweisen), z. B.:
  - Wie lehne ich Wünsche anderer ab, ohne sie zu kränken, aber auch ohne mich zu kurz kommen zu lassen?
  - Wie gestalte ich eine Beziehung?
  - Wie setze ich meine berechtigten Wünsche gegen Widerstände anderer durch?
  - Wie mache ich mich unabhängig von den Erwartungen anderer?

Es hat sich gezeigt, dass selbstunsichere Menschen nur in geringem Maß über diese Kompetenzen verfügen. Sie werten sich selbst und/oder andere so massiv ab, dass sie es selbst fast nicht mehr merken. Sie fühlen sich in vielen Situationen ängstlich, unsicher, sind körperlich verspannt und in Aufruhr und verhalten sich oft ungeschickt.

Es entsteht ein Teufelskreis. Genau das, was der unsichere Mensch so fürchtet, tritt ein: Er hat weniger Erfolg bei anderen, kommt eher zu kurz, wird öfter übergangen, wird öfter ausgenutzt und dergleichen mehr. Dies ist ein psycho*logisches* Geschehen.

Der Weg zu Ihren Zielen, mehr Selbstsicherheit und soziale Kompetenz zu gewinnen, besteht vornehmlich darin, etliche zwischenmenschliche Szenen in Rollenspielen und in der Realität auszuprobieren und einzuüben. (Wenn Sie jetzt erschrecken, sollten Sie unbedingt das Training durchführen! Das therapeutische Rollenspiel unterscheidet sich erheblich von dem Rollenspiel in Trainings, die in Unternehmen im Umlauf sind. Lesen Sie weiter!)

Zudem erhalten Sie eine Menge Informationen und Hilfen, wie Sie Ihrem ersten Schritt weitere Schritte zu Ihrem Ziel anschließen können. Dazu gibt es dieses Manual, in dem Sie die Übungsszenen finden, wichtige Informationen und Platz, um sich Notizen zu machen.

Hier noch ein wichtiger Hinweis: Ich grenze den Begriff »soziale Kompetenz« entschieden ab von Verhaltensweisen, wie sie in Büchern zu Umgangsformen (Standardbeispiel »Knigge«) gelehrt werden. Diese unterscheiden sich vornehmlich in dem wesentlichen Punkt der Echtheit. Ich möchte Ihnen belegen, dass Sie sich zeigen können, so wie Sie sind.

Damit Sie das Anliegen dieser Trainingsform besser verstehen, möchte ich Ihnen im nächsten Abschnitt deutlich machen, an wen ich mich damit wende.

1.3 Die Zielgruppen für dieses Training

PsychotherapiepatientInnen. Meist finden Sie Kontakt zu diesem Training über eine TherapeutIn, weil Sie *Unterstützung suchen bei der Bewältigung von Problemen*, die Sie selbst nicht mehr in den Griff bekommen. Nun ist diese TherapeutIn nach eingehender Besprechung und Testung zusammen mit Ihnen zu dem Ergebnis gekommen, dass Ihre Schwierigkeiten direkt oder indirekt mit Ängsten und/oder Schwierigkeiten im Umgang mit anderen Menschen im weitesten Sinn zu tun haben. Dies ist der häufigste Anlass, weshalb im Verlauf dieses Manuals immer wieder von der TherapeutIn die Rede ist.

Viele Probleme, wegen derer eine Psychotherapie aufgesucht wird, haben einen hohen Anteil an Schwierigkeiten im zwischenmenschlichen Bereich. So kann es sein, dass Sie unter Depressionen leiden und bei genauerer Betrachtung erfahren, dass diese viel mit Ihrer Angst vor Vorgesetzten oder Schwierigkeiten, sich gegen Familienmitglieder zu wehren, zu tun hat.

Oder Sie ziehen sich aus Unsicherheit mehr vor Menschen zurück, als Ihnen guttut, und der Mangel an sozialen Kontakten und Austausch macht Sie einsam und unglücklich.

Oder Sie haben immer wieder den Eindruck, ausgenützt zu werden, ohne sich dagegen schützen zu können.

Oder Sie leiden unter wiederkehrenden Schmerzen, für die Ihre Ärzte trotz eingehender Untersuchung keine rechte Ursache finden können. Bei genauerer Analyse wird eventuell deutlich, dass Sie sich jahrelang überfordert haben aus Angst vor Ablehnung durch Ihre Vorgesetzten oder Ihre Familie.

Oder Sie neigen zu Aggressionen, die Sie nur mit Mühe kontrollieren können, und bei genauerem Hinschauen sehen Sie, dass Ihnen das immer dann passiert, wenn Sie sich abgewertet und kleingemacht fühlen und sich dem Gegenüber (verbal) nicht gewachsen fühlen.

Möglich ist aber auch, dass Sie Ihre Ängste vor anderen sehr genau kennen. Es kann sein, dass Sie unter massiven Angstreaktionen leiden, wie Erröten, Schweißausbruch, Zittern, Schwindel oder Übelkeit, wenn Sie mit anderen zu tun haben, etwa, sich durchsetzen müssen oder im Mittelpunkt stehen, sich prüfen lassen oder sich wehren müssen.

Und schließlich kann es sein, dass Sie sich schon »immer« als schüchtern, den anderen unterlegen und unsicher fühlen und nie richtig gelernt haben, damit umzugehen. Es mag sein, dass Sie die meisten anderen für überlegen halten und sich selbst für zu kurz gekommen, unbedeutender und unwichtig.

Sollten Sie sich wiedererkennen, lesen Sie bitte weiter – es gibt wirklich gute Hilfen!

Sollten Sie denn zum Ergebnis kommen, dass Sie das Training durchführen wollen, empfehle ich Ihnen, dieses Buch zu Ihrem eigenen ganz persönlichen »Handbuch« zu machen. Sie können alles, was Sie bewegt, alle Erkenntnisse und alle Erfahrungen hineinschreiben. Wenn Sie es nach Jahren dann einmal anschauen, werden Sie gute Überraschungen erleben.

Personen, die den Umgang mit sich selbst vertiefen wollen. Es ist aber auch möglich, dass Sie in Ihrem Leben gut zurechtkommen, aber hin und wieder beobachten, dass Sie im Umgang mit anderen Menschen mit sich nicht recht zufrieden sind. Es könnte sein, dass Sie sich etwas oft zurücknehmen, obwohl Sie das nicht möchten; oder dass Sie öfter das Gefühl haben, zu wenig durchsetzungsfähig zu sein, vielleicht zu nett sind, zu wenig Widerstand zeigen. Vielleicht ärgern Sie sich auch für Ihr Empfinden zu oft, werden ungerecht und bedauern Ihre Reaktion, wenn der Zorn verraucht ist.

Das heißt, es könnte sein, dass Sie *Ihre soziale Kompetenz verfeinern möchten*, ohne in ernsthafter Not zu sein.

Es lebt sich deutlich leichter, wenn Sie in gutem Kontakt mit sich sind, Ihre Bedürfnisse und Ihren Selbstwert kennen und Ihr Leben danach ausrichten und gestalten können.

Eltern. Schließlich ist auch möglich, dass Sie Kinder haben und diesen ein gutes Vorbild sein möchten. Sie möchten Ihren Kindern zeigen, wie das Leben und die vielfältigen (Konflikt-)Situationen mit Menschen selbstsicher und mutig bewältigt werden können.

Alle Elterntrainings, die es auf dem Markt gibt, zeigen Ihnen, wie Sie mit Ihren Kindern gut umgehen können. Dieses Training will Ihnen zeigen, *was Sie Ihren Kindern vorleben können.*

Ihre Kinder haben zwar Ihre Gene erhalten, und diese Tatsache ist derzeit eine moderne und willkommene, weil durchaus entlastende Erklärung für Auffälligkeiten jeder Art bei Kindern. Ihre Kinder lernen aber vor allem sehr differenziert von Ihnen und kopieren Ihr Verhalten. Sie sind *Modell* für Ihre Kinder, weshalb man Sie nicht so einfach aus Ihrer Verantwortung nehmen kann.

Ein Beispiel: Ihr Kind mag genetisch bedingt zu den leicht erregbaren und schnell zu beunruhigenden Menschen gehören. Das ist eine Tatsache, und Sie können aus einem solchen Kind kein sanftes Lamm machen. Sie können ihm aber die Bewältigung von Unruhe und Stressanfälligkeit vorleben; Sie können ihm zeigen, wie man bei zwischenmenschlichen Konflikten dieser Erregbarkeit einerseits gerecht werden, andererseits aber im Verhalten sozial kompetent bleiben kann (→ Szene 11 »Der besetzte Platz«).

Für diese Zielgruppen ist das vorliegende Training TSK gedacht.

Im Text werden die Begriffe Therapie und TherapeutIn dominieren. Denn ursprünglich waren Trainings dieser Art vorwiegend als Therapietrainings konzipiert. Es hat sich aber erwiesen, dass eine weitaus größere Gruppe von Menschen vom TSK profitiert.

Im Folgenden möchte ich Ihnen die psychologischen Grundlagen für das vorliegende Thema vorstellen. Das wird Ihnen eine große Hilfe sein, sich selbst, Ihr »Funktionieren« und auch diese Therapieform gut zu verstehen.

1.4 Gedanken, Gefühle, körperliche Reaktionen, Verhalten – und ihr Zusammenspiel

Mit diesem Training befinden Sie sich mitten in der Methode der *Verhaltenstherapie*. Bleiben Sie sicher, wenn Sie Kritik an dieser Therapieform hören sollten. Meist wird ihr, leider auch heute noch, vorgeworfen, sie gehe nicht »in die Tiefe«, sondern therapiere an der Oberfläche herum. *Das ist falsch.*

Es konnte eindeutig nachgewiesen werden,

- dass Verhalten und Gedanken die Gefühle und die damit verbundenen körperlichen Reaktionen nachhaltig beeinflussen,
- dass dieses Verhalten und Gedanken gesteuert und verändert werden kann und
- dass damit auch die Gefühle verändert werden können.

Im folgenden Manual wird noch sehr ausführlich auf die vier Aspekte Gedanken, Gefühle, Körperreaktionen und Verhalten eingegangen – insbesondere auf ihr Zusammenspiel. Diese Aspekte haben Einfluss aufeinander:

- Wenn Sie *denken* (und dies mit Innenbildern untermalen [Güroff 2022]) »Ich bin schön«, kann es sein, dass Sie sich frei, unternehmungslustig und mutig *fühlen*; es kann sein, dass Sie Energie und Beweglichkeit, aber auch Entspannung und wohlige Ruhe in Ihrem Körper *spüren* und sich im Kontakt mit anderen Menschen offener *verhalten*, indem Sie mehr lächeln, mehr Interesse am Gegenüber äußern.
- Wenn Sie sich niedergeschlagen *fühlen*, Erschöpfung und Müdigkeit körperlich *spüren*, etwa nach einer Krankheit oder einem langen Arbeitstag, kommen Sie eher auf negative *Gedanken*, wie »Mein Leben ist grau und langweilig« (auch hier kann ein Bild vor dem geistigen Auge auftauchen [Güroff, 2022]) oder »Alle anderen sind lustiger als ich«, und Sie schleppen sich eventuell mit gesenktem Kopf in Ihre Wohnung, legen sich vor den Fernseher und essen Kartoffelchips *(Verhalten)*.
- Wenn Sie unter Menschen sind und *spüren*, dass Ihr Körper Reaktionen zeigt, die Sie nicht beeinflussen können, wie Zittern, Erröten oder Schwitzen, kann es sein, dass Sie sich *denken*, »Schon wieder geht das los« oder »Hoffentlich merkt das jetzt keiner« oder »Wenn ich doch das nicht hätte, dann wäre alles gut«, dann *fühlen* Sie sich wahrscheinlich sehr unsicher, befangen, beschämt, ängstlich oder gar panisch, und möglicherweise schweigen Sie dann, reden nicht mehr mit, gehen auf die Toilette, entschuldigen sich mit irgendwelchen Ausflüchten für diese Reaktionen (»Wissen Sie, ich war krank und schwitze immer wieder« oder »Ich habe

Bluthochdruck und deshalb so einen roten Kopf«) oder Sie verlassen die gesellige Runde *(Verhalten)*.

- Wenn Sie laufen, sich auf Ihr Rad oder Ihr Pferd setzen und sich dabei intensiv bewegen *(Verhalten)*, kann es sein, dass Sie sich allmählich fröhlicher, glücklicher und zuversichtlicher *fühlen*, dass Sie in Ihrem Körper Frische und Bewegungslust *spüren* und Sie auf *Gedanken* kommen wie »Das Leben ist doch eigentlich schön«. Auch hier spielen sich oft entsprechende Bilder in unserem Sinn ab: Halten Sie kurz inne und schauen Sie, was Sie vor dem geistigen Auge sehen, wenn Sie diesen Satz denken (Güroff 2022). Oder Sie merken etwa, wie sich Gedanken, die Sie vorher z. B. über Ihren Chef hatten (»Der ist so gemein, der macht mir nur das Leben schwer«), plötzlich wandeln können (»Vielleicht kommt er einfach mit dem Druck nicht klar«, »Vielleicht hat er selbst Sorgen«).

In diesem Training wird immer wieder auf diese Zusammenhänge Bezug genommen.

Die folgenden Informationen zu diesen vier Reaktionsebenen sollten Sie aufgenommen haben, damit Sie die Angebote und Ratschläge in diesem Training besser verstehen:

Gedanken und Verhalten

Diese beiden Reaktionsebenen zeichnen sich dadurch aus, dass sie unserer *willentlichen Kontrolle eher zugänglich* sind.

Wir können (zugegeben: nicht unbedingt immer leicht) uns vornehmen, bei einer Begegnung mit anderen anstelle von »Entschuldigung« konsequent »Guten Tag« oder »Grüß Gott« zu sagen, und wir können dieses Vorhaben in die Handlung umsetzen.

Und wir können – etwas komplizierter, aber das werden Sie lernen – unseren Gedanken positive hinzufügen. Wir können innerlich den Gedanken formulieren (vorerst noch, ohne darauf zu schauen, ob wir das auch glauben): »Was die anderen gerade denken, ist jetzt ganz unwichtig.«

Wie Sie Ihre Gedanken noch mit Bildern oder bildhaften Vorstellungen untermalen und damit sichtbar machen können, erfahren Sie unter →Kap. 4.9: »Imagination: Nutzung der Phantasie und Vorstellungskraft«, aber auch in meinem Buch »Innere Bilder in der Verhaltenstherapie« (Güroff 2022).

An diesen beiden Ebenen setzen wir im Training bevorzugt an, eben weil die willentliche Kontrolle hier eher möglich ist und weil wir wissen, dass wir mit verändertem Verhalten und verändertem Denken Einfluss nehmen können auf Fühlen und Spüren.

Gefühle und körperliche Reaktionen

Bei diesen beiden Reaktionsebenen ist *die direkte willentliche Kontrolle nicht möglich.* Sie haben nur die Möglichkeit *der indirekten Einflussnahme* (s. o. und die folgenden vielfältigen Hinweise im Manual).

Sie können sich zehnmal sagen (oder leider wie so oft sagen lassen): »Sei doch einfach fröhlich«, »Sei nicht traurig«, »Lass dich nicht so hängen«, »Reiß dich zusammen«, »Immer schön locker bleiben«, »Entspann dich einfach mal« oder gar »Ab jetzt gehe ich nur noch ohne Angst durch die Welt«. Das funktioniert nicht.

Oder Sie können zehnmal zu sich sagen: »Ich will, dass die Röte aus dem Gesicht verschwindet« oder »Ich will nicht mehr zittern« oder »Das Schwitzen muss endlich aufhören« oder »Die Erschöpfung muss weg«. Das funktioniert auch nicht.

Deshalb soll im Folgenden auf diese beiden Reaktionsebenen noch vertieft eingegangen werden.

Gefühle

Vielen Menschen fällt es sehr schwer, ihre Gefühle, ihr Erleben differenziert wahrzunehmen und zu benennen. Nach ihren Gefühlen befragt, antworten sie oft »Ganz gut« oder »Man denkt halt, dass es besser sein könnte« oder »Passt schon« usw. In den letzten beiden Beispielen wird nur die (sehr vage) Polung des Erlebens genannt (angenehm versus unangenehm, → S. 32), im ersten wird stattdessen nur ein Gedanke angesprochen, der das Gefühl bestenfalls ahnen lässt.

Es ist aber wichtig, dass Sie Ihre Gefühle kennen. Nur dann können Sie sich auch besser zeigen, behaupten oder wehren und nahe Beziehungen gestalten. Und nur dann können Sie wirkliche Selbstwertschätzung und Selbstsicherheit entwickeln.

Zum Ersten: *Man kann nicht nicht fühlen.* Jede Wahrnehmung wird in Ihrem Gehirn durch das »Färbebad« der Gefühlszentren geleitet. Wer glaubt, ein Problem allein mit logischer Sachlichkeit unter Ausschluss der Gefühle lösen zu können, geht einer Täuschung auf den Leim. Gefühle sind ein Faktum, sie sind einfach da. Deshalb sind sie ja auch nicht direkt und unmittelbar zu kontrollieren. Wer versucht, seine Gefühle zu verbergen, etwa um sich vor einer Verletzbarkeit durch andere zu schützen (nach dem Motto: »Wer weiß, wie ich mich fühle, kann das gegen mich ausnützen«), geht ebenfalls einer Täuschung auf den Leim: Sie müssten zu einem Stein werden, damit Ihre Umwelt nicht spürt, was mit Ihnen geschieht. Zum Glück können Sie das nicht. Und: Wer versucht, seine Gefühle zu verstecken, erreicht damit nur, dass er/sie selbst immer weniger Zugang zu diesen hat; im Hintergrund sind sie ungebremst aktiv.

Zum Zweiten: *Die Gefühle entziehen sich der Einordnung* in »richtig« oder »falsch«. Richtig oder falsch sind nicht Ihre Gefühle, sondern Ihre *Handlungen,* die Sie aus den

Gefühlen ableiten. Wenn Sie sich über jemanden ärgern, ist das ein Faktum. Wenn Sie sich entschließen, ihn deswegen umzubringen, handeln Sie ernsthaft falsch. Die Wertschätzung und Nutzung Ihrer Gefühle wird Gegenstand des Trainings sein.

Zum Dritten: *Jedes Gefühl hat eine Polung,* d.h., es wird entweder als angenehm (positiv) oder als unangenehm (negativ) erlebt. Negative Gefühle sind also nicht negativ, weil sie falsch wären oder schlecht, sondern weil sie unangenehm sind. Wenn Sie ausschließlich die Polung Ihres Fühlens wahrnehmen oder benennen, sind Sie noch nicht beim Gefühl selbst.

Zum Vierten: *Die Intensität der Gefühle kann sehr unterschiedlich sein.* Es gibt Zustände, in denen Sie Ihre Gefühle deshalb nur wenig benennen können, weil sie nur schwach und mild ausgeprägt sind. Es gibt aber auch Zustände, in denen Sie den Eindruck haben, von Ihren Gefühlen überrollt, hinweggeschwemmt zu werden. Bei Verliebtheit ist das wunderschön, bei Wut oder Angst weniger. So viel vorweg: Es gibt eine Möglichkeit, zumindest die Intensität zu beeinflussen! »Achtsamkeit« ist hier der zentrale Begriff. Mehr dazu finden Sie in → Kap. 4.4 »ACT: der achtsame Umgang mit belastenden Gefühlen und Körperreaktionen«. Das heißt: Die Qualität der Gefühle können Sie nicht direkt beeinflussen, wohl aber die Quantität!

Zum Fünften: Im Folgenden lege ich Ihnen eine Liste von möglichen Gefühlen vor. Ich teile sie ein in positives Erleben und in negatives Erleben.

Positiv erlebte Gefühle	Negativ erlebte Gefühle
Glücklich, fröhlich, munter, verliebt, neugierig, voller Zuneigung, wohlwollend, optimistisch, hoffnungsvoll, in Vorfreude, heiter, mit sich selbst zufrieden, stolz, lustig, euphorisch, geduldig, liebevoll, angenehm überrascht	Ängstlich, traurig, schwermütig, hoffnungslos, entmutigt, ärgerlich, hasserfüllt, müde, befangen, zweifelnd, verzweifelt, ungeduldig, ungehalten, bestürzt, entsetzt, wütend, gekränkt, enttäuscht, zornig, unsicher, beschämt, eifersüchtig, neidisch, schuldig

Diese Liste ist noch beliebig erweiterbar.

Ihre TherapeutIn hilft Ihnen bei den Versuchen, Ihren Gefühlen wieder nahezukommen. Sie werden immer wieder gefragt, wie Sie sich gerade fühlen!

Übrigens: Selten haben wir nur eines dieser Gefühle, meistens sind wir mit einem ganzen »Blumenstrauß« von Gefühlen konfrontiert.

Körperliche Reaktionen

Hier geht es um die sogenannten »autonomen« Körperreaktionen, also diejenigen, die Sie nicht willentlich und unmittelbar beeinflussen können. Sie haben ein autonomes Nervensystem, und das scheint zu tun, was es will.

Es sorgt dafür, dass Sie atmen, dass Ihr Herz schlägt und vieles mehr. Es sorgt also für die Aufrechterhaltung Ihres Systems, ohne dass Sie sich darum bemühen müssen. Es sorgt aber auch für die Bereitstellung von Kampf- oder Fluchtmöglichkeiten bei Gefahr.

Das ist ja eigentlich wunderbar, wird aber nur dann zum Problem, wenn Sie Gefahrensignale bekommen in Situationen, die nicht wirklich gefährlich sind (»Vom Verstand her weiß ich, dass x nicht schlimm ist, aber ...«) und in denen zu allem Überfluss diese Signale auch noch sichtbar werden. Das heißt, Sie zeigen, hilflos Ihren Körpersignalen ausgeliefert, dass Sie die Situation für gefährlich oder unangenehm halten, auch wenn Sie das gerne verbergen möchten.

Ein Beispiel: Ihr patziger Nachbar schreit Sie schon wieder an, weil Sie Ihr Rad vor dem Haus haben stehen lassen (wir gehen in dem Beispiel davon aus, dass Sie damit keine Verletzung von Vereinbarungen begehen). Sie würden sich zu gerne wehren können, ihm zeigen, wo der Barthel den Most holt, stattdessen kriegen Sie einen roten Kopf, eine zittrige Stimme und Watte im Hirn. Das heißt, Ihr Körper sagt Ihnen, dass hier eine bedrohliche Situation stattfindet und Sie das Weite suchen sollten. Und er zwingt Sie auch noch, sich dem Nachbarn gegenüber entsprechend verschreckt zu verhalten.

Wenn Sie eine solche Situation, aus sehr verständlichen Gründen übrigens, dann vermeiden, und wenn Sie auch ähnliche Situationen vermeiden, dies gründlich und langfristig tun, sind Sie auf dem besten Weg in die *soziale Angststörung bzw. die soziale Phobie*.

Diese ist nichts anderes als eine Häufung von solchen Körperreaktionen in sozialen Situationen, wobei diese Körperreaktionen entgleist sind; das bedeutet, dass sie sich in einem hohen und nur schwer erträglichen Ausmaß in vielfältigen Situationen zeigen und die Situation dominieren. *Erregung und Intensität sind dabei sehr hoch.*

Wie bei den Gefühlen gibt es also auch bei den Körperreaktionen Unterschiede in der *Intensität*. Und wie dort können Sie auch hier zumindest die Intensität oder die Quantität, das Ausmaß der Reaktion beeinflussen, nicht jedoch die Qualität.

Typische Körperreaktionen, die vom autonomen Nervensystem gesteuert werden und die Sie spüren können, sind: Erröten, Schwitzen, Herzrasen, Zittern, Schwindel, Hitzegefühle, Beben in der Stimme, Atemnot, Kniewackeln, Ruhelosigkeit, Gehetztsein, Druck in der Brust ... Die Liste ist erweiterbar.

Suchen Sie bitte zusammen mit Ihrer TherapeutIn nach Ihren Körperreaktionen, die Sie kennen und die Sie eventuell quälen und/oder behindern. Zur Bewältigung hilft uns nun auch hier: *die Achtsamkeit*.

Seit einiger Zeit hat sich eine neue Bewegung in der Psychologie aufgetan, die sogenannte »dritte Welle der Verhaltenstherapie«. Dabei handelt es sich um einen neuen Umgang (aber eigentlich aus sehr alten Religionen bereits bekannten Umgang) mit unseren Gefühlen und unseren Körperreaktionen. Dieser Umgang wird »Achtsamkeit und Akzeptanz« genannt (u. a. Hayes, Follette, Linehan 2012; Klingen 2023).

Sie kennen es sicher, in (meist negativen) Gefühlen und Körperreaktionen verstrickt zu sein. Man leidet unter ihnen, will sie am liebsten ganz schnell loswerden, bekämpft sie oder sucht verzweifelt nach schnellen Lösungen. Dann gerät man leicht in einen *Teufelskreis der Gefühle:* Je mehr man damit ringt, desto mehr drängen sie sich auf.

Von Alexander Lowen (1910–2008), einem amerikanischen Psychotherapeuten, kenne ich (sinngemäß) den Satz: »Alles, was du in dir bekämpfst, drängt sich auf, oft verschlimmert und verzerrt. Alles, was du in dir liebend annimmst, löst sich auf oder wird zu einer Kraft.«[2]

In diesem Satz ist die Weisheit der Achtsamkeit und Akzeptanz verborgen. Sie lernen aufzuhören, gegen Ihre Gefühle und Körperreaktionen zu kämpfen. Stattdessen lernen Sie, ihnen mit wertfreier Achtsamkeit zu begegnen. Sie beobachten sie, wie Sie den Wolken beim Vorbeiziehen über den Himmel zuschauen, wie Sie einem Fluss beim Fließen zuschauen oder den Bewegungen eines Baumes im Wind.

Wie Sie schon erfahren haben, können Sie die Qualität Ihrer Gefühle und Körperreaktionen nicht unmittelbar verändern; Sie können sie aber *zulassen und annehmen*; Sie können *trotz* dieser Wahrnehmungen und *mit* diesem Erleben handeln und denken. Sie müssen nicht mehr vermeiden, sondern können sich ihnen stellen. Auch deshalb ist es sinnvoll, mit leichten Übungsszenen zu beginnen. Ihre emotionalen und Körperreaktionen werden da noch nicht so heftig sein wie etwa in Gegenwart eines cholerischen Chefs. Das erleichtert Ihnen das achtsame Zulassen dieser Reaktionen.

Ihre TherapeutIn wird Sie im Verlauf Ihrer Therapie beim Erlernen der Achtsamkeit unterstützen, und in → Kap. 4.4 werde ich noch vertieft darauf eingehen.

Hier soll es zunächst genügen, dass Sie bei der Durchführung der ersten Übungsszenen Vorschläge erhalten, wie Sie mit unangenehm erlebten Körperreaktionen umgehen können.

---

2 Ich habe dieses Zitat in einem der Vorträge von Lowen vor vielen Jahren bei einem Kongress gehört und kann es hier nicht wörtlich, sondern nur sinngemäß wiedergeben.

KAPITEL 2

Die Entstehung (Genese) und Aufrechterhaltung von sozialen Ängsten und sozialen Phobien

2.1 Zur Entstehung

Die Antwort auf diese Frage ist oft ein großes Anliegen unserer PatientInnen: »Warum ist das bei mir so?«, »Warum stelle ich mich so an?« usw. Ahnungen von möglichen Gründen haben sie alle, oft sind sie aber doch noch unsicher und ratlos.

Es würde viel Zeit und Raum beanspruchen, hier diese Fragen erschöpfend zu behandeln. Da Ihre TherapeutIn schon zu Beginn der Behandlung mit Ihnen über Ihre Lebensgeschichte und besonders Ihre Störungsanamnese gesprochen hat, kann ich mich an dieser Stelle kurzfassen. Vertiefungen finden in Ihrer individuellen Therapie statt. Für TherapeutInnen empfehle ich zu dieser Thematik die Lektüre von Band 1 des ATP (Ullrich & de Muynck 2001) und Alsleben und Hand (2013).

Die Frage »Warum« soll zwar in dem Maße beantwortet werden, dass Sie sich besser verstehen und damit leichter verändern können, sie ist aber nicht ausreichend zielführend. Wenn Sie bei der Suche nach dem Warum verharren, kommen Sie nicht viel weiter. Sehr bald ist die Frage »Was liegt vor und was kann ich (mithilfe der TherapeutIn) tun?« sinnvoller und viel erfolgversprechender.

Dennoch folgen hier kurze Hinweise zur Frage nach dem Warum (für Vertiefungen → Kap. 4.4 »Schuld- und Schamgefühle«).

Alle Gefühle sind angeboren, wir kommen mit dem ganzen Repertoire auf die Welt. Wann wir wie reagieren, hängt unter vielem anderen ab

- vom vorgelebten Denken, Fühlen, Spüren und Verhalten der Erziehungspersonen. Das bedeutet: Das Kind ahmt nach, zieht die Erziehungspersonen als Modelle heran. Unsichere Eltern haben auch unsichere Kinder.
- vom Umgang aller Personen in unserem sozialen Umfeld mit uns. Sie können uns loben, ignorieren oder bestrafen. Sie tun dies in unterschiedlichen Situationen in

unterschiedlicher Weise. Insbesondere die Bestrafung, zu der nicht nur körperliche Züchtigung, sondern auch verbale Abwertungen gehören, ruft Gefühle der Angst hervor.

- Alle Lebewesen neigen dazu, unangenehme Gefühle und Körperreaktionen zu minimieren zugunsten von angenehmen (→ Kap. 1.1). Um dies zu erreichen, bilden sie eine Menge von Strategien aus, um zu angenehmen Erlebnissen zu kommen. Diese Strategien dienen dazu, das Unangenehme zu *vermeiden*. Das ist folgerichtig, aber leider langfristig oft schädlich, sprich, langfristig vermeiden wir damit auch angenehme Erfahrungen; wir verhindern die Entwicklung von Selbstsicherheit, Selbstwertschätzung und Reifung. Und wir vertiefen, verankern, zementieren geradezu unsere Probleme.

2.2 Die sozialen Bereiche und Vermeidungsverhalten

Ich versuche hier, Ihnen zu verdeutlichen, was wir PsychologInnen unter Vermeidungsverhalten verstehen und welche unterschiedlichen Formen dieses annehmen kann.

Ullrich und de Muynck (2001, 2002, 2004) teilen die zwischenmenschlichen Begegnungen in vier Bereiche ein:

- *Situationen der (öffentlichen) Beachtung, verbunden mit möglichen Fehlschlägen (FE):* Hier sind all diejenigen Situationen zusammengefasst, in denen Sie sich »auf dem Prüfstand« fühlen, in denen Sie sich beobachtet und bewertet fühlen. Typisch für diesen Bereich sind Prüfungssituationen, Vorträge, aber auch das Betreten eines Raums, in dem schon viele Menschen sind.
- *Kontaktsituationen (KO):* Diese beziehen sich auf Begegnungen, in denen Gespräche geführt werden, in denen Menschen sich über persönliche Belange verständigen, in denen Menschen einander nah sind, miteinander tanzen usw. Es handelt sich also um Situationen, in denen Menschen untereinander in einer persönlichen Beziehung stehen, auch kurzfristig und vorübergehend.
- *Forderungssituationen (FO):* Alle Situationen, in denen Sie ein Anliegen oder einen Anspruch an andere haben, sind hier zusammengefasst. Hier wollen Sie sich gegen eventuelle Widerstände behaupten. Forderungen nach Ruhe, nach Gehaltserhöhung, nach Gehör und dergleichen gehören in diese Gruppe.
- *Neinsagesituationen (N):* In diese Gruppe fallen alle Situationen, in denen andere etwas von Ihnen wollen, was Sie aber ablehnen möchten. Zum Beispiel möchten

Sie einmal nur für sich sein, in Ruhe ein Buch lesen, einmal nicht helfen und zur Verfügung stehen müssen und dergleichen.

In allen vier Bereichen können typische Ängste und Befürchtungen entstehen:

- Bei FE sind die Ängste vor dem Versagen (vor Fehlschlägen) typisch, Ängste davor, etwas falsch zu machen und in der Folge dafür bestraft zu werden, verspottet oder lächerlich gemacht zu werden. Hierunter fallen auch die phobischen Ängste, dass die anderen Ihre Körperreaktionen wahrnehmen könnten: Sie könnten sich lustig machen über Ihren roten Kopf oder Ihr Zittern genüsslich registrieren, oder sie könnten das Schwitzen wahrnehmen.
- Bei KO können Ängste vor Ablehnung entstehen, davor, nicht attraktiv oder liebenswert zu sein. Auch hier könnten Ihre phobischen Körperreaktionen eine Rolle spielen: Wenn Sie schwitzen, könnten Sie für die anderen unangenehm sein.
- Bei FO dominieren Ängste davor, nicht respektiert, nicht ernst genommen zu werden, als kleinlich abgewertet zu werden. Und wenn Sie bei Forderungen beispielsweise zittern, fürchten Sie, dass das so im Weg ist, dass Sie nicht mehr ernst genommen werden.
- Bei N schließlich können Ängste auftauchen, als unsympathisch, egoistisch, nicht liebenswert zu gelten; Ängste, verlassen oder bestraft zu werden für die »Selbstsucht«, den Egoismus. Und wenn Sie beim Neinsagen vielleicht erröten, fürchten Sie, dass man Sie auch noch nicht ernst nimmt.

Um diesen Ängsten nicht ausgeliefert zu sein, haben Menschen eine Reihe von *Vermeidungs- und Schutzstrategien* entwickelt. Wir unterscheiden dabei drei Grundstrategien, für die das Englische so prägnante Begriffe anbietet, dass sie in unsere Sprache Einzug gehalten haben: flight, fight und freeze, oder übersetzt: Flucht, Kampf und Einfrieren, besser: Erstarren. Das bedeutet: Um unangenehmen Situationen zu entkommen, können Menschen den Rückzug antreten, weglaufen (flight); oder sie greifen an, treten die Flucht nach vorne an (fight); oder sie tun, als wären sie nicht da, stellen sich »tot« (freeze). Typische Vermeidungsstrategien für die vier sozialen Bereiche sind:

- Bei FE: Sie ziehen sich zurück, lassen sich krankschreiben, gehen gar nicht hin (flight); oder sie lernen bis zu 12 Stunden am Tag, arbeiten bis zur Erschöpfung, geben nicht nach, bis sie alles perfekt erledigt haben (fight); oder sie trinken vor dem Ausgehen Alkohol, sie hungern, bis sie nichts mehr spüren, oder nehmen beruhigende Medikamente oder Drogen ein (freeze).

- Bei KO: Sie sagen bei Einladungen gar nichts, schauen weg, sie finden Partys und Gesellschaften grundsätzlich doof (flight), sie reden wie ein Wasserfall, reißen alle Themen an sich, werten die anderen ab (»Warum sagen Sie denn nichts?«; »Was, das wissen Sie nicht?«, ...) (fight); sie schminken sich, bis man ihr Gesicht nicht mehr sieht, etc. Oder sie nehmen auch hier Alkohol, Medikamente oder Drogen ein (freeze).
- Bei FO: Sie schweigen und machen sich dabei weis, dass der Klügere immer nachgibt, sie werten ihr eigenes Anliegen ab, sie lächeln und entschuldigen sich für ihr Anliegen (flight); sie rechnen mit Widerstand und werden aggressiv, schreien die anderen nieder, bevor die überhaupt etwas sagen, etc. (fight); und auch hier gilt: Um die gefürchteten Körperreaktionen zu unterdrücken, nehmen Betroffene die oben erwähnten Substanzen ein oder spüren gar nicht mehr, dass sie ein Anliegen haben könnten (freeze).
- Bei N: Sie sagen nichts und geben nach, sie sagen Ja und machen hintenherum das, was sie wollen, sie lassen andere auflaufen, sie verschieben die Antwort, auch wenn sie genau wissen, dass sie Nein sagen möchten, sie melden sich krank oder sie schieben andere Hindernisse wie Kopfschmerzen vor (flight); sie machen den anderen Vorwürfe wegen ihres Anliegens; sie schreien die anderen an, wieso sie nicht in der Lage sind zu merken, was sie da Unmögliches verlangen etc. (fight); auch hier sind nicht selten die Substanzen eine vermeintliche Hilfe und die Unfähigkeit, ein Gefühl der Ablehnung überhaupt wahrzunehmen (freeze).

Vermeidungsverhalten hat also eine wichtige Funktion (Bedeutung): Die unangenehmen Gefühle und die unangenehmen Körperreaktionen bleiben aus oder werden weniger, sprich: Sie werden eben vermieden. Sie müssen sich diesen Erfahrungen, wenn Sie vermeiden, nicht stellen und sind vermeintlich geschützt.

Leider nur kurzfristig. Langfristig verbleiben Sie mit Ihren Vermeidungsstrategien im Problem, lösen die Ängste nicht auf, sondern verstecken sie nur. Und was ganz fatal ist: Die Ängste verfestigen sich im Laufe der Jahre, werden mehr, breiten sich aus (sie »generalisieren«) und führen nicht selten in die oben beschriebenen ernsthaften Störungen.

Welche Ängste und Sorgen haben Sie? Und mit welchen Maßnahmen versuchen Sie, diese einzudämmen? Schreiben Sie einige auf (Ihre TherapeutIn wird Sie unterstützen):

Meine Ängste	Wie ich sie einzudämmen versuche (meine Vermeidungsstrategien)

2.3 Lösungen

Langjährige und vielfältige Forschungen zu diesem Thema (u.a. Ullrich & de Muynck 2001, 2002, 2004) haben Folgendes ergeben:

- Durch Aufgabe des Vermeidungsverhaltens und stattdessen Einsatz von sozial kompetentem Verhalten können Probleme mit sozialer Angst, Verspannungen, Unsicherheiten gelöst werden. Dies muss *konkret und systematisch* geschehen: Schrittweise, mit ganz einfachen, also wenig oder nicht ängstigenden Situationen beginnend, konfrontieren Sie sich im Training mit zunächst noch vorgegebenen sozialen Situationen, schreiten unmerklich weiter zu allmählich schwierigeren Situationen, bis Sie eines Tages überrascht feststellen, dass Sie sich in diesen Situationen freier und gelöster fühlen können, die aufzusuchen Sie früher nicht einmal erwogen hätten. Später werden Sie zusammen mit Ihrer TherapeutIn eigene Situationen gestalten.
- Man kann recht genau und *konkret* definieren, was sozial kompetente Verhaltensweisen sind. Zum Beispiel entschuldigen sich selbstsichere Menschen viel seltener, sie sprechen deutlicher, gehen aufrechter, schauen ihr Gegenüber häufiger an; sie sind »authentischer«, d.h., sie lächeln, wenn sie sich freundlich fühlen, sie blicken ernst, wenn sie sich abgrenzen wollen, sie werden lauter, wenn sie sich ärgern. Da sozial kompetentes Verhalten so konkret beschrieben werden kann, ist

es auch zu *erlernen*. Man kann sich zwar vornehmen, sich ab morgen nichts mehr vom lärmenden Nachbarn gefallen zu lassen, dieses Vorhaben ist jedoch zu global formuliert, als dass man es dann auch umsetzen könnte. Sie können sich aber vornehmen, bei einer Szene im Training Ihrem Gegenüber in die Augen zu schauen und ohne Entschuldigung ihren Wunsch nach Ruhe zu formulieren. Es hat sich gezeigt, dass diese kompetenten sozialen Verhaltensweisen wesentlich mehr *Anerkennung und Respekt* bei anderen erzeugen als die unsicheren.

- Menschen können den »inneren« Umgang mit sich selbst, also die Gedanken und Einstellungen ebenfalls direkt angehen und verbessern. Sie können trainieren, *sich selbst positiv zu bewerten*, ihre Stärken und Fähigkeiten zu schätzen, ihre Fehler zu respektieren, die Handlungen der Mitmenschen positiver zu deuten, die vermeintlichen Gefahren zu relativieren usw.
- Indirekt werden Sie über verändertes Verhalten und veränderte Gedanken Ihre *Gefühle positiv beeinflussen* können. Und die Intensität Ihrer Gefühle können Sie mit Achtsamkeitsübungen tatsächlich direkt steuern.
- Zudem können Sie lernen, mit Achtsamkeit Ihre (eventuell massiven) Körperreaktionen in ihrer Intensität zu beeinflussen. Und Sie können lernen, diesen ihre Macht über Sie zu nehmen. Durch veränderte Gedanken, die allesamt darauf hinauslaufen, diese Körperreaktionen *zulassen und akzeptieren* zu können, werden Sie sie *allmählich verändern können*.

Ein Mensch, der weitgehend entspannt und gelassen ist im Umgang mit anderen, der sich dabei kompetent verhält und Selbstwertschätzung signalisiert, »kommt gut an«, wird mehr respektiert und gemocht. Es entsteht das Gegenteil eines Teufelskreises, ein positiver Kreis: Denn die positive Reaktion der Umwelt verstärkt auch wieder die Selbstsicherheit und damit die soziale Kompetenz.

Haben Sie jetzt Fragen? Dann schreiben Sie sie auf und besprechen Sie sie mit Ihrer TherapeutIn!

Allerdings: Sie können noch gar nicht alles ausreichend verstehen. Denn auch beim sozialen Lernen gilt: Man lernt erst richtig beim Handeln. *Es gibt nichts Gutes, außer man tut es!*

KAPITEL 3

Durchführung des TSK

Die Übungsszenen

Die ersten 13 Szenen nenne ich die *Basisübungen;* sie beinhalten bereits die wichtigsten Bausteine der sozialen Kompetenz (basic skills). Ab Szene 14 beginnen die *Aufbauübungen:* Sie vertiefen das zu lernende Verhalten, befassen sich mit schwierigeren sozialen Situationen; die Flexibilität nimmt zu; Ihre persönlichen Wahlmöglichkeiten und Szenengestaltung werden vielfältiger. Gleichwohl gibt es auch in diesem Bereich noch eine Menge neuer Informationen. Schließlich werden Sie dann so weit sein, dass Sie zusammen mit Ihrer TherapeutIn *Ihre eigenen individuellen Situationen* gemäß dem TSK-Prinzip gestalten können.

Der Übungsort

Einige Übungsszenen werden im Rollenspiel und dann in der Realsituation, in der freien Wildbahn, mit fremden und später auch bekannten Menschen geprobt. Einige werden nur im Rollenspiel und einige werden nur draußen vor Ort durchgeführt.

Der jeweilige soziale Bereich der Szene

Auf der jeweiligen Seite der Szene sind rechts oben mit einem Kürzel die Bereiche verdeutlicht, aus denen die Szene vornehmlich stammt:

FE: Mögliche **Fe**hlschläge in Gegenwart anderer und deren Beobachtung
KO: **Ko**ntakt
FO: **Fo**rderungssituationen
N: **N**einsagesituationen

Die Präsentation der Übungsvorgabe

Bevor das Rollenspiel durchgeführt wird, wird der *kursiv gedruckte Text* jeder Übungsszene gemeinsam gelesen, dann können Sie die Szenenvorgabe in den Videoclips zum Download anschauen. Damit wird Ihnen eine Modellvorgabe präsentiert.

Diese Präsentation hat den Vorteil, dass das neue Verhalten sichtbar wird und auch gemeinsam kritisch betrachtet werden kann. Aber Achtung! Zu langes Hin- und Her-Abwägen kann eine neue Vermeidungsstrategie sein. Man kann etwas auch in Grund und Boden zerreden. Dann sollte man einfach einmal loslegen und erleben, wie sich das neue Verhalten anfühlt – meistens nämlich richtig gut und spannend.

Beobachtung der Szenenvorgabe

Beim Beobachten der Szene im Videoclip beantworten Sie die folgenden drei Fragen für sich selbst:

- Was fällt mir dabei als typisch selbstsicheres Vorgehen auf?
- Wie löse ich eine solche Situation bisher?
- Was möchte ich übernehmen?

Jede Übung besteht aus drei Teilen:

- Sie formulieren Ihre Lernziele; sprich, Sie formulieren, *welche neuen Verhaltens- oder Denkweisen Sie ausprobieren wollen*. Wir unterscheiden zwischen *Situationszielen* und *Lernzielen*. Das Ziel (eine Situation) ist z. B. bei Übung 1, eine Auskunft zu erhalten. Das ist aber nicht Ihr persönliches Lernziel! Dieses könnte z. B. sein, dass Sie dem anderen in die Augen schauen möchten, statt den Blickkontakt vermeidend an ihm vorbeizusprechen. Situations- und Lernziele werden bei der Zielformulierung gerne verwechselt. Hier ist es sehr wichtig, dass Sie insgesamt nur *maximal drei Ziele* benennen, auch wenn Sie 10 und mehr wüssten. Sie lernen so viel leichter: Vertrauen Sie darauf, dass Sie im Verlauf des Trainings zu allen Ihren Zielen kommen werden!
- Sie führen die Übung durch.
- Sie beurteilen das Geschehene zusammen mit den anderen und/oder der TherapeutIn *im Sinne der goldenen Regel* (→ S. 47).

Die Hierarchie

Die Übungsszenen sind hierarchisch geordnet. Das bedeutet, dass Sie mit leichten Übungen beginnen und sich dann mit allmählich immer schwierigeren sozialen Situationen konfrontieren dürfen.

Ob eine Szene »einfach« ist, hängt von mehreren Faktoren ab; die meisten Menschen erleben eine Szene umso leichter,

- je fremder und »bedeutungsloser« das Gegenüber ist,
- je älter das Gegenüber ist und
- je freundlicher und wohlwollender das Gegenüber ist oder erscheint.

Es gibt aber auch persönliche Kriterien. Da Sie alle Individuen sind und die einzelnen Szenen einer statistischen Wahrscheinlichkeit hinsichtlich der Schwierigkeit folgen, wird bei der Durchführung noch eine Einschätzung Ihrerseits wichtig. Diese Einschätzung wird SUD genannt.

Die Messung Ihrer Erregung – die SUDs

SUD ist die Abkürzung für *subjective unit of disturbance*, was übersetzt in etwa bedeutet: die subjektive, also individuelle Einschätzung der Belastung.

Stellen Sie sich vor, Ihre Belastung, Aufregung oder Erregung wäre wie die Temperatur messbar. Wir legen eine Skala fest von 0 bis 100. 0 würde bedeuten, dass Sie die Situation in jeder Hinsicht für problemlos halten; 100 würde bedeuten, dass Sie die Situation für maximal bedrohlich, belastend, eben schwierig halten. Etwas Schwierigeres und Furchtbareres als 100 gibt es nicht.

Nun kann es sein, dass Sie bei einigen Szenen den vorgegebenen Platz in der Hierarchie für sich selbst als zu hoch erleben, wobei »zu hoch« bedeuten würde: Alle Szenen, die Sie im Rollenspiel mit einem SUD höher als 40 bis 50 einschätzen, sind noch zu schwierig, um einen sinnvollen Lerneffekt zu haben.

Je höher Ihr SUD ist, desto geringer wird der Lerneffekt. Wenn Sie sich zu einer Übungsszene zwingen, die für Sie bei etwa 80 oder 90 ist, geschieht meist Folgendes: Sie schaffen sie eventuell, stellen fest, dass es geklappt hat, sind eventuell sehr stolz, aber: Sie haben eher eine Mutprobe bestanden, als einen Lerneffekt im Sinne des TSK erzielt. Es ist sehr unwahrscheinlich, dass Sie bei einer ähnlichen Situation später diese selbstsicher und kompetent werden lösen können.

Oder: Sie schaffen es nicht, sind unzufrieden mit sich und erleiden einen Misserfolg. Dann ist es schwieriger, wieder Mut zu fassen im Training.

Wenn Sie also einen hohen SUD bei einer anstehenden Übung haben: *Ihre TherapeutIn wird innerhalb der Szene mit Ihnen zusammen eine individuelle Kurzhierarchie erstellen.* Denn Sie sollten jede Übungsszene in der vorgegebenen Reihenfolge üben. Und Sie sollten keine Szene qualitativ verändern! Erst später bei den Vertiefungsübungen sind leichte Veränderungen, Ergänzungen und Varianten möglich.

Die hierarchische Vorgehensweise ist eines der wichtigsten Prinzipien und ein zentraler Faktor der TSK.

Da Sie mehr lernen, als lediglich sich schwierigen Situationen auszusetzen, ist das schrittweise Vorgehen sinnvoll. Es ist wie bei einer Sprache, die Sie lernen: Wenn Sie Shakespeare lesen wollen und wenig über die englische Sprache wissen, sollten Sie mit einfachen Vokabeln beginnen, um sich der komplizierten Sprache annähern zu können. So ist es auch wichtig, dass Sie die vorgegebene Reihenfolge einhalten und nicht zwischen den Übungen springen.

Es sollte übrigens *jede* Übungsszene durchgeführt werden, auch die scheinbar einfachen. Das heißt, wenn Sie bei einer Szene absolut unaufgeregt bleiben, einen SUD von 0 haben, dann freuen Sie sich; führen Sie sie aber unbedingt zumindest einmal trotzdem durch, denn lernen können Sie ja in jedem Fall etwas, nämlich neue soziale Kompetenzen.

Eltern

Ich erinnere Sie noch einmal an Ihre hohe Bedeutung als Modell für Ihr Kind. Alles, was Sie tun und äußern, wird von Ihrem Kind bis ins kleinste Detail registriert und kopiert.

Sie können viele Szenen zusammen mit Ihrem Kind ausprobieren. Wichtig ist dabei allerdings, dass Ihr Kind nicht zu einer Vermeidungshilfe für Sie wird! Das ist gar nicht so selten, dass Mütter z.B. berichten, in Gegenwart ihres Kindes leichter einmal laut werden zu können, als wenn sie allein sind. In solchen Fällen sollten Sie die Szene zweimal durchführen: einmal mit und einmal ohne Kind.

Kinder eignen sich sehr gut als Empfänger für Ihre kognitiven Ziele, die Sie vor und nach jeder Szene reflektieren. So könnten Sie Ihrem Kind erklären, weshalb Sie etwa Ihren reservierten Sitzplatz im Zug einfordern wollen.

Laut ausgesprochene »Innensätze« bleiben im Übrigen besser in Ihrem Gedächtnis haften. So profitieren Sie auch auf dieser Ebene noch selbst. (Dieser Aspekt wurde bei der Verfilmung berücksichtigt: In einigen Szenen sind Kinder anwesend und erhalten Erklärungen für das Vorgehen von der erwachsenen Person.)

Das TSK im Einzel- bzw. Gruppensetting

Das TSK ist in beiden Settings durchführbar.

Eine Gruppe hat folgende Vorteile: Sie lernen voneinander und miteinander; Sie ermutigen sich und verständigen sich; Sie erleben, dass andere auch Schwierigkeiten haben, wo Sie es niemals vermutet hätten; und Sie erleben, dass viele Menschen auf den ersten Blick glücklich und selbstsicher wirken und Ihnen dann hinter den Kulissen zeigen, wo sie sich vielmehr unsicher und unglücklich fühlen können.

Alle Versicherungen haben zudem Gruppentarife; ein Training wie das TSK zählt zu den wissenschaftlich anerkannten verhaltenstherapeutischen Therapiemethoden und wird deshalb von den Versicherungen bezahlt.

Nun kommt es aber oft genug vor, dass die Bedingungen vor Ort eine Gruppenbehandlung nicht erlauben. Das bedeutet, dass Sie eine Einzelbehandlung mit Ihrer TherapeutIn machen. Da Sie ja die meisten Übungsszenen draußen in der Realität anwenden werden, kommen Sie gut und ausreichend mit Menschen zusammen. Zudem hat das Einzelsetting den Vorteil, dass das Voranschreiten im Training ganz Ihrem persönlichen Tempo und Ihren persönlichen Schwerpunkten angepasst werden kann.

Vorlesen der Übungsszene

In den früheren Selbstsicherheitstrainings gab es eine »Vorleseübung«. Vorlesen in Gegenwart anderer ist eine Situation aus dem Bereich FE. Im TSK wird dies erweitert:

- Die ersten fünf Szenen werden von den TeilnehmerInnen im Sitzen vorgelesen (in der Gruppe selbstverständlich abwechselnd!). Auch hier können Sie spezielle Ziele nennen (»Ich will laut und deutlich reden«, »Ich will mich verhaspeln dürfen«, »Ich will langsam reden«, »Ich will immer wieder die Leute/mein Gegenüber kurz anschauen« ...).

- Die Szenen 6 bis 10 werden im Stehen am Platz vorgelesen.
- Ab Szene 11 stellen Sie sich in die Mitte des Raumes oder vor die ZuhörerInnen wie bei einem Referat.

Die goldene Regel

Sie haben wahrscheinlich im Laufe Ihres bisherigen Lebens die Erfahrung machen dürfen, dass Ihre Fehler benannt, betont und als etwas betrachtet wurden, was zu überwinden und zu tilgen ist. Mit schöner roter Tinte wurden sie sichtbar gemacht. Im Extremfall wurden Ihre Fähigkeiten und Leistungen hingegen als selbstverständlich betrachtet und wenig benannt oder betont.

Es gibt noch heute Erziehungsratgeber, die vom Loben abraten, weil das Kind davon abhängig und seine Autonomieentwicklung dadurch verhindert werde. Dies ist ein bedrückendes Missverständnis kindlicher Bedürfnisse und kindlicher Entwicklung.

Kinder sind auf die Erwachsenen angewiesen. Sie übernehmen, was diese ihnen erzählen, wie die Welt beschaffen ist, wie sie selbst beschaffen sind, was richtig ist und was nicht. Erst in der Entwicklung zum Erwachsenen, der Pubertät, beginnen sie, diese Grundsätze zu hinterfragen und zu reflektieren, sodass sie Autonomie entwickeln. Um dies zu können, muss eine Basis gegeben sein, die ich das »kindliche Selbstvertrauen« nenne. Dieses kann das Kind unter anderem nur durch liebevolle und anerkennende Rückmeldung durch die Erwachsenen für sein Verhalten erwerben.

Vielleicht sollten wir uns von dem Wort »Lob« lösen, denn ich meine damit einen viel weiteren Begriff. Es geht um wohlwollende und wertschätzende Rückmeldung, auch um Mitfühlen und Mitfreuen. Das Ausbleiben dieser Resonanzen führt zu Desorientierung und macht erst richtig abhängig von Anerkennung durch andere, weil eben dieses dringende angeborene Grundbedürfnis nicht erfüllt wurde (→Kap. 1.1, hier im Besonderen das Bedürfnis nach Orientierung). Diese Fehlentwicklung kann selbständig ohne fremde Hilfe kaum oder nicht während der ohnehin schwierigen Pubertät abgefangen werden; die fehlende notwendige Basis der Selbstversicherung verhindert Autonomieentwicklung. Ist dieser Mangel an positiver Rückmeldung noch gepaart mit ablehnender, kritischer, tadelnder oder gar abwertender Rückmeldung vonseiten der Erwachsenen, entstehen Selbstzweifel, Unsicherheiten und Selbstabwertung, die das Kind unhinterfragt vom Erwachsenen übernimmt. Es ist einleuchtend, dass es so an der Schwelle zum Erwachsenwerden erst recht nicht in der Lage ist, Selbständigkeit zu entfalten.

Positive Rückmeldung ermutigt, abwertende Kritik entmutigt und blockiert.

Sollten Sie jetzt einiges aus Ihrem eigenen Leben wiedererkannt haben, sollten in Ihnen dabei Gefühle der Besorgtheit oder Traurigkeit entstanden sein, dürfen Sie sich jetzt entspannt zurücklehnen und Ihrem Herzen die nun folgende befreiende, erleichternde Mitteilung zukommen lassen: Versäumtes kann nachgeholt werden, Fehlleitungen können auf die richtige Bahn geführt werden, Kränkungen können überwunden werden, Menschen können nachreifen.

Sie werden im Training erfahren, dass Sie das neue, kompetente Verhalten und das damit verbundene selbstsichere Gefühl vor allem über *Ermutigung* lernen können, also über ausdrücklich positive Rückmeldung für Ihr Verhalten.

Jede Übung, die Sie machen, wird danach kurz besprochen, und zwar ausschließlich das, was *positiv* aufgefallen ist. Es versteht sich, dass wir dabei *ehrlich* bleiben. Damit unterscheidet sich das TSK von den gängigen Trainings in Unternehmen und Assessment-Centern.

Die goldene Regel
Ich bewerte meine eigene Übung und die der Gruppenmitglieder nur unter dem Aspekt, was gelungen ist, was positiv aufgefallen ist. Auf Schwächen oder gar Fehler gehe ich nicht ein, ich übergehe sie. Ich bin dabei vollkommen ehrlich!

Das Ignorieren von bestimmten Verhaltensweisen, in diesem Fall von Schwächen, wird in der Fachsprache übrigens »Löschen« genannt. Was nicht beachtet oder benannt wird, wird im Laufe der Zeit weniger, sprich: Es wird gelöscht.

Sie wenden jetzt natürlich ein, dass Sie ihre Fehler so nicht korrigieren könnten, so sehr sind Sie die Betonung der Fehler gewohnt. Seien Sie beruhigt: Ihre Seele und Ihr Verstand sind klug genug zu verstehen, um was es bei der sozialen Kompetenz geht; vieles wird wiederholt und immer wieder trainiert. Sie brauchen den Rotstift nicht!

Auch wenn Sie das jetzt eher bezweifeln: Lassen Sie sich bitte ruhig einmal mit allen Ihren Gefühlen und Bedenken auf die goldene Regel ein; Sie werden ihren Glanz noch beizeiten sehen, und ihre Berechtigung wird Ihnen einleuchten!

Vielleicht hingen Sie immer noch dem Lehrsatz an: »Aus Fehlern wird man klug.« Wenn Sie ihn vervollständigen: »... darum ist einer nicht genug!«, sind Sie auf dem neuen Weg schon ein erhebliches Stück weitergekommen!

Die Akzeptanz der ausschließlich positiven Selbstrückmeldung ist eine der härtesten Klippen beim TSK. So sehr sind wir die kritische fehlerorientierte Umgangsweise mit uns und anderen gewöhnt.

Ich erlaube mir hier Wilhelm Busch zu Worte kommen zu lassen, der sehr humorvoll erkannt hat, dass es ja auch enorm viel Gewinn bedeuten kann, wenn man sich selbst in die Pfanne haut:

Auszug aus »Kritik des Herzens«

»Die Selbstkritik hat viel für sich:
Gesetzt den Fall, ich tadle mich,
So hab ich erstens den Gewinn,
Daß ich so hübsch bescheiden bin;
Zum zweiten denken sich die Leut,
Der Mann[3] ist lauter Redlichkeit;
Auch schnapp ich drittens diesen Bissen
Vorweg den andern Kritiküssen;
Und viertens hoff´ ich außerdem
auf Widerspruch, der mir genehm.
So kommt es dann zuletzt heraus,
Daß ich ein ganz famoses Haus.«

Noch mehr Gewinn haben Sie aber langfristig, wenn Sie ganz mit der Selbstabwertung aufhören!

Und hier noch einige wichtige Hinweise

- Bleiben Sie immer *Sie selbst!* Sie nehmen nicht an einem Schauspielunterricht teil und schlüpfen nicht in eine fremde Haut. Sie sind es, die/der sich verändert! Sie werden erleben, dass Ihre TherapeutIn Sie immer wieder nach Ihren *Gefühlen*, Ihren momentanen Wünschen, Ihrer momentanen Bedürfnislage fragen wird – so oft, bis Sie gelernt haben, sich solche Fragen selbst zu stellen.
- Irgendwann werden Sie möglicherweise in diesem Zusammenhang die Frage nach der »Echtheit« der Übung stellen. Oft kommen Einwände wie »Aber ich suche die Straße doch gar nicht wirklich« oder »Ich kenne mich hier doch aus«. Das stimmt:

3 Auch die Frau; die Verfasserin.

Sie müssen die Situation an sich *inszenieren*. Rollenspiel und Übung in der freien Wildbahn sind wissenschaftlich untersuchte therapeutische Techniken, deren Wirksamkeit nachgewiesen ist. Hauptsache, Sie bleiben »bei sich« dabei.

- Um Ihnen Neulernen zu ermöglichen, mussten einfach irgendwelche sozialen Situationen, die täglich vorkommen können, konstruiert werden. Sie sollten mit dem Lernen der sozialen Kompetenz nicht warten, bis Sie von sich aus in die entsprechende Situation kommen.
- Führen Sie die Szene immer erst dann als Hausaufgabe durch, wenn Sie sie vorher im Rollenspiel eingeübt haben.
- Manche Szenen lassen sich nicht in der Realität darstellen (z. B die Szene 4 in ländlichen Gebieten oder die Szene 11), dann muss die Übung im Rollenspiel genügen. Und manche Szenen können unmittelbar draußen durchgeführt werden ohne vorheriges Rollenspiel. Das wird dann bei der jeweiligen Szene verdeutlicht.
- Die Inszenierung macht auch etlichen TeilnehmerInnen Sorgen: Sie dürfen doch nicht lügen, sie »missbrauchen« doch die Freundlichkeit der Menschen. Hier hilft meist die Frage, wie sie selbst sich fühlen würden, wenn sie entdecken würden, dass ein Mensch sie soeben als ÜbungspartnerIn auserkoren hat, um Selbstsicherheit zu lernen. Die meisten antworten dann, dass sie sich darüber vielleicht sogar freuen würden.
- Die Übungsszenen sind *Vorschläge*. Das empfohlene Verhalten beruht auf wissenschaftlichen Untersuchungen zur Selbstsicherheit. Möglicherweise möchten Sie manchmal über die Vorgehensweise oder den Sinn diskutieren (s. o.). Vieles wird Ihnen fremd sein, manches vielleicht sogar komisch vorkommen. Ich möchte Ihre *Wahlmöglichkeiten erweitern*, Ihnen zeigen, was die psychologische Forschung bei der Untersuchung der Selbstsicherheit erarbeitet hat. Ich lade Sie ein, Ihre *Neugier und Ihre Experimentierfreudigkeit* aufleben zu lassen. »Spielen« Sie einfach einmal mit. Es passiert nur Gutes. Sie sind jederzeit frei, sich später für Ihr eigenes Verhalten zu entscheiden.
- Sie werden im Verlauf zwischen den einzelnen Darstellungen zu den Übungsszenen etliche erläuternde Texte vorfinden. Bitte verstehen Sie diese als Teil des Trainings. Sie sind bewusst an der jeweiligen Stelle platziert und sollen genau gelesen (entweder gemeinsam in der Gruppe oder mit der TherapeutIn oder zuhause zur Vorbereitung der nächsten Therapiestunde) und besprochen werden.
- Dann finden Sie gerahmte Freiflächen im Textverlauf. Nehmen Sie diese ernst. Sie können alle ihre Ideen und Gedanken darin eintragen und mit Ihrer TherapeutIn besprechen.

- Das Training kann Sie bei einigen Szenen und Übungen auf tieferliegende Probleme stoßen. So kann es sein, dass Sie z. B. bei der Szene 7 »Mein Gesicht im Spiegel« oder der Szene 19 »Mein Körper im Spiegel« erkennen müssen, dass diese Übung für Sie sehr schwer ist, dass Sie entdecken, dass Ihnen die Begegnung und Konfrontation mit Ihrem Gesicht/Ihrem Aussehen eine Menge Angst macht, mehr als es für die Bewältigung dieser Szene möglich wäre. Oder sie erkennen, dass Sie bestimmte sehr belastende Erfahrungen in der Vorgeschichte haben machen müssen, zu deren Bewältigung weiterführende therapeutische Maßnahmen nötig sind. Dann wird Ihre TherapeutIn mit Ihnen einen »therapeutischen Nebenfluss« befahren, bei dem sie sich vertieft dieser Probleme annimmt.
- Trinken Sie vor den Übungen *keinen Alkohol* und nehmen Sie *keine beruhigenden Medikamente*. Antidepressiva, die Sie vielleicht regelmäßig einnehmen, sind davon ausgenommen, weil diese Ihre Authentizität nicht beeinträchtigen.
- Lassen Sie keine Szene aus, auch wenn sie Ihnen leicht erscheint, Sie vielleicht ein SUD von 0 haben. *Alle üben alles.*
- Verändern Sie Szenen nicht, es sei denn, es wird Ihnen angeboten bei den Aufbauübungen.
- Nehmen Sie *regelmäßig und zuverlässig* am Training teil und machen Sie immer die Hausaufgaben. Nur dann wirkt es auch. Das ist logisch, muss aber gesagt werden.
- Ich meine übrigens wörtlich, was hier steht: Es *wirkt* wirklich!
- Und: Dieses Training darf Spaß machen! Humor und Freude sind wichtige Heilquellen. Amüsieren Sie sich, ohne den Ernst wegzulachen.

Aber jetzt beginnt das aktive Training.

TEIL II

Trainingsprogramm

KAPITEL 4

Die Basisübungen

4.1 Szene 1: Frage nach einer Straße FO

Erinnerung: Die Szenen 1 bis 5 werden im Sitzen vorgelesen.

Ich bin in einer Stadt unterwegs und suche eine Straße.

Ich will bequem und schnell erfahren, wo diese Straße ist, und ich will selbstsicherer werden.
Ich verzichte also darauf, einen Stadtplan oder ein Navigationsgerät oder mein Mobiltelefon zurate zu ziehen, und gehe stattdessen auf eine PassantIn zu und frage sie nach dieser Straße.

Ihre TherapeutIn zeigt Ihnen nun die Übung.
Sie schauen genau zu, achten darauf, was Ihnen auffällt, insbesondere welche Verhaltensweisen des Modells Ihnen selbstsicher und kompetent erscheinen, und überlegen sich, was Sie davon gerne ausprobieren und lernen möchten.

Aktion
Zur Unterstützung finden Sie hier Vorschläge für Ihre Lernziele (Verhaltensziele). Suchen Sie aber auf jeden Fall zunächst selbst.

Verhalten	Gedanken	Körperreaktionen
■ Ich gehe direkt auf die Person zu. ■ Ich schaue sie direkt an (Blickkontakt). ■ Ich entschuldige mich nicht, sondern grüße. ■ Ich halte mich gerade. ■ Ich hebe den Kopf. ■ Ich spreche laut und deutlich. ■ Ich passe meinen Gesichtsausdruck meiner Gemütsverfassung an: Ich lächle, wenn ich guter Dinge bin; ich bleibe ernst, wenn ich mich ernst fühle (ich bin authentisch). ■ Ich höre aufmerksam zu. ■ Ich bedanke mich zum Schluss für die Hilfe.	■ Ich stelle mich einmal bewusst »in den Weg« und schaue, was passiert. ■ Nur wenn sich die Menschen anschauen, ist ein Austausch möglich. ■ Ich lade keine Schuld auf mich, wenn ich jemanden anhalte und frage. ■ Ich kann mich zeigen. ■ Nur mit guter Lautstärke werde ich gehört und zeige, dass ich mich und mein Anliegen wichtig nehme. ■ Ich bin, wie ich bin; ich lerne den Unterschied zwischen ernstem und unfreundlichem Gesichtsausdruck. ■ Ich zeige Respekt und Wertschätzung, indem ich mich bedanke.	■ Ich weiß, dass ich die sogenannten »autonomen« Körperreaktionen nicht direkt beeinflussen kann. Daher werde ich alle Reaktionen mit Achtsamkeit zulassen. ■ Sollte ich also zittern, dann lasse ich das bewusst zu. ■ Sollte ich Wärme im Gesicht spüren und glauben, dass ich erröte, dann lasse ich das zu. ■ Sollte ich schwitzen, dann lasse ich das zu. ■ Sollte ich mich verhaspeln, dann lasse ich das zu. ■ Sollte ich mich schwach fühlen in den Beinen, dann lasse ich das zu.

Welche (neuen) Erfahrungen kann Ihnen diese Begegnung bringen?

Diese Frage wird Ihnen nach jeder Szene gestellt. Sie soll Ihnen helfen, Denkmuster, Einstellungen, Sichtweisen, Grundüberzeugungen (»basic beliefs«) und Lebenspläne zu entlarven, die Sie im Laufe Ihres Lebens erworben haben.

Solche Muster (ich nenne sie hier zusammenfassend Grundannahmen) haben großen Einfluss auf unser Denken, Fühlen und Verhalten. Oft sind sie extrem problematisch für Ihre Selbstsicherheit.

Bitte lesen Sie noch gemeinsam diesen Abschnitt, bevor Sie die Übungsszene im Rollenspiel durchführen.

Grundannahmen

Typische Grundannahmen selbstunsicherer Menschen sind:

- »Eigenlob stinkt.«
- »Sei immer lieb und nett, sonst mag dich keiner.«

- »Verhalte dich immer so, dass es den anderen gut geht.«
- »Nimm dich nicht so wichtig.«

Ihre TherapeutIn sucht mit Ihnen weiter nach Ihren störenden, aber auch Ihren hilfreichen Grundannahmen.

Einige typische selbstsichere Grundannahmen sind:

- »Ich bin wertvoll.«
- »Nur wenn es mir gut geht, kann ich anderen helfen.«
- »Ich darf authentisch (echt) sein und werde respektiert und geschätzt.«
- »Ich darf auch etwas falsch machen.«
- »Keiner ist perfekt.«

Überlegungen zur Szene 1:

Auch wenn Sie von anderen etwas wollen, sind Sie willkommen, reagieren die Menschen freundlich auf Sie. Sie brauchen sich nicht zu verstellen, sondern Sie können ohne Umschweife das tun, was Sie wollen. Sie sind gleichberechtigt.

Meist wird über das Weglassen der Entschuldigung diskutiert. Die Entschuldigung sei doch so üblich, sie sei doch nur eine Floskel, die anderen würden ärgerlich, wenn man sie weglässt, sie sei doch um der Höflichkeit willen erforderlich usw.

Dazu antwortet Ihnen die Psychologie: *Alles,* was Sie sagen, hat Wirkung auf Ihr Erleben. Je mehr Sie das Wort »Entschuldigung« gebrauchen, umso mehr führen Sie Ihr Gefühl in diese Richtung. Sie führen sich in Gefühle der Schuld, der Kleinheit, im Weg zu sein, etwas falsch gemacht zu haben (→ Kap. 1.1).

Ihr berechtigtes und wichtiges Bedürfnis, anderen gegenüber höflich zu sein, bedienen Sie mit dem selbstsicheren »Guten Tag« oder »Grüß Gott« genauso und Sie schützen Ihre Seele. Sie werden erleben, die Menschen reagieren sehr positiv.

Dann wird oft über den »ernsten Gesichtsausdruck« diskutiert. Der andere könne doch nichts für die eigene schlechte Laune usw. Das ist richtig; Sie sollen sie/ihn auch nicht anfahren und beleidigen. Sie sollen nur lernen, dass es nicht nötig ist zu lächeln, wenn Ihnen nicht danach ist, bzw. schon gar nicht das »Tu-mir-nichts-ich-tu-dir-auch-nichts-Lächeln« aufzusetzen. Ernst sein bedeutet noch lange nicht, grimmig, unhöflich oder garstig zu sein. Diesen Unterschied spüren Sie selbst sehr gut.

Nun überlegen Sie sich Ihre zwei bis drei wichtigsten Verhaltens- bzw. Lernziele, Ihre SUDs, warten auf eine ÜbungspartnerIn, die die PassantIn spielt (in der Einzeltherapie ist das Ihre TherapeutIn), und machen das Rollenspiel. Viel Glück!

Aktion

Nun wenden Sie die goldene Regel an – erst Sie selbst, dann die anderen Gruppenmitglieder oder die TherapeutIn.

Aktion

Wie fühlen Sie sich jetzt?
Aufgeregt? Erleichtert? Froh? Überrascht? Neugierig? Beschwingt? Verwirrt? ...?

Die Szene 1 in der Realität

Bitte probieren Sie jetzt die Szene draußen aus.

Üben Sie erst mit einer »leichten« Person, also einer Person, die noch wenig Befangenheit oder Ängstlichkeit auslöst.

Und üben Sie nur ein- bis höchstens zweimal!

Notieren Sie Folgendes:

Meine zwei bis drei Lernziele:

Kurze Beschreibung des Ablaufs:

Wie habe ich die goldene Regel angewendet und wie habe ich mich gefühlt?

Perfektionismus

Sie haben möglicherweise gemerkt, dass Sie die Tendenz hatten, die Übung draußen so oft zu machen, bis sie »wirklich sitzt«, bis wirklich jeder »Fehler« ausgemerzt ist, bis Sie wirklich guten Gewissens die goldene Regel anwenden durften. Dann gehören Sie vielleicht zu den PerfektionistInnen!

Perfektionismus ist eine gut versteckte Vermeidungsstrategie. Hinter dem sozial sehr bewunderten Deckmantel des Ehrgeizes, der Einsatzfreudigkeit bis zur Erschöpfung oder der Tadellosigkeit ist oft lediglich eine gehörige Portion Angst verborgen, nämlich die Angst vor Unzulänglichkeiten, Schwächen, Unvollkommenheiten und der damit verbundenen möglichen Kritik oder gar Abwertung durch andere.

Mit dem Ziel, hundertprozentig zu sein, wollen Sie unangreifbar sein. Sie vermeiden also die Konfrontation mit Ihren Grenzen, Ihren Fehlern und damit möglicher Kritik.

Sie gehören einem der größten Wunder an, das die Natur hervorgebracht hat: der Gruppe der Menschen. Menschen sind keine Maschinen, die immer nach dem gleichen Schema ablaufen und perfektionierbar sind. Sie sind Zyklen unterworfen, sie machen naturgemäß Fehler, sie haben Schwächen und Unvollkommenheiten *von Natur aus*. Wenn Sie diese auslöschen wollen, treten Sie in einen Kampf, den Sie verlieren werden. Sie sollen nicht den »inneren Schweinehund« (welch ein furchtbares Wort für Ihr Innenleben!) besiegen, sondern Ihre *beste Freundin, Ihr bester Freund werden*.

Es ist klug und unendlich erleichternd, lernen zu dürfen, dass Sie als Mensch fehlbar sind, dass Sie durch Kritik nicht vernichtet werden können, dass Sie ruhigen Herzens die *Verantwortung* für Ihre etwaigen Unzulänglichkeiten übernehmen können.

Haben Sie Fragen oder Anmerkungen?

4.2 Szene 2: Der Zettel in der Hand

FE/FO

Ich bin in einer Stadt unterwegs und suche eine Firma/einen Laden/einen Arzt. Ich habe die Adresse auf einen Zettel geschrieben.

Ich will bequem und schnell erfahren, wo diese Adresse ist, und ich will selbstsicherer werden.
Ich verzichte also darauf, einen Stadtplan, ein Navigationsgerät oder mein Mobiltelefon zurate zu ziehen, und gehe stattdessen auf eine PassantIn zu und zeige ihr den Zettel. (Dies ist besonders spannend für alle diejenigen, die leicht zittrige Hände bekommen. Einer fremden Person kurz einen Zettel vorzuzeigen, ist ideal für Lernziele aus der Spalte »Körperreaktionen«; → Tabelle unten). Ich frage sie, ob sie diesen Zielort oder die Adresse weiß. Und ich frage nach oder wiederhole, was sie sagt.

Ihre TherapeutIn zeigt Ihnen nun die Übung.
Sie schauen genau zu, achten darauf, was Ihnen auffällt, insbesondere, welche Verhaltensweisen des Modells Ihnen selbstsicher und kompetent erscheinen, und überlegen sich, was Sie davon gerne ausprobieren und lernen möchten.

Aktion

Zur Unterstützung finden Sie hier Vorschläge für Ihre Lernziele (Verhaltensziele). Suchen Sie aber auf jeden Fall zunächst selbst.

Verhalten	Gedanken	Körperreaktionen
■ Ich gehe direkt auf die Person zu. ■ Ich schaue sie direkt an (Blickkontakt). ■ Ich entschuldige mich nicht, sondern grüße.	■ Ich stelle mich einmal bewusst »in den Weg« und schaue, was passiert. ■ Nur wenn sich die Menschen anschauen, ist ein Austausch möglich.	■ Ich weiß, dass ich die sogenannten »autonomen« Körperreaktionen nicht direkt beeinflussen kann.

Verhalten	Gedanken	Körperreaktionen
▪ Ich halte mich aufrecht. ▪ Ich hebe den Kopf. ▪ Ich spreche laut und deutlich. ▪ Ich passe meinen Gesichtsausdruck meiner Gemütsverfassung an: Ich lächle, wenn ich guter Dinge bin; ich bleibe ernst, wenn ich mich ernst fühle (ich bin authentisch). ▪ Ich zeige den Zettel deutlich. ▪ Ich höre aufmerksam zu. ▪ Ich lasse mir mehr Zeit, sage nicht gleich Danke und frage den Nächsten. Ich frage nach, wiederhole, was ich gehört habe. ▪ Ich bedanke mich zum Schluss für die Hilfe.	▪ Ich lade keine Schuld auf mich, wenn ich jemanden anhalte und frage. ▪ Ich kann mich zeigen. ▪ Nur wenn ich laut und deutlich rede, werde ich gehört, und zeige, dass ich mich und mein Anliegen wichtig nehme. ▪ Ich bin, wie ich bin; ich lerne den Unterschied zwischen ernstem und unfreundlichem Gesichtsausdruck. ▪ Ich zeige Respekt und Wertschätzung, wenn ich genau zuhöre und mich bedanke. ▪ Ich darf auch jemanden etwas länger aufhalten; ich muss nicht auf dem Sprung sein und schnell verschwinden.	▪ Daher werde ich alle Reaktionen mit Achtsamkeit zulassen. ▪ Sollte ich also zittern, dann lasse ich das bewusst zu. ▪ Sollte ich Wärme im Gesicht spüren und glauben, dass ich erröte, dann lasse ich das zu. ▪ Sollte ich schwitzen, dann lasse ich das zu. ▪ Sollte ich mich verhaspeln, dann lasse ich das zu. ▪ Sollte ich mich schwach fühlen in den Beinen, dann lasse ich das zu.

Welche (neuen) Erfahrungen kann Ihnen diese Begegnung bringen?

Sie können andere oft viel länger in Anspruch nehmen, als Ihre Unsicherheit Ihnen ängstlich einflüstert. Sie »stehlen« ihnen nicht die Zeit. Wenn sie es eilig haben, werden sie Ihnen dies signalisieren; wenn sie Zeit haben, werden sie sich über den kurzen Kontakt und darüber, dass sie Ihnen helfen können, sogar eher freuen.

Sie sind wertvoll genug, anderen auch mal im Weg zu sein.

Und: Diese Szene ist eine gute Möglichkeit, Körperreaktionen akzeptieren zu lernen. Ein Fremder sieht vielleicht, dass Sie ein wenig zittern. Sie können erfahren, dass dies keinerlei Konsequenzen hat und dass diese Reaktion beginnt, Ihnen weniger bedeutsam zu werden.

Nun überlegen Sie sich Ihre zwei bis drei wichtigsten Verhaltens- bzw. Lernziele, Ihre SUDs, warten auf eine ÜbungspartnerIn, die die PassantIn spielt (in der Einzeltherapie ist das Ihre TherapeutIn), und machen das Rollenspiel. Viel Glück!

Aktion

Nun wenden Sie die goldene Regel an – erst Sie selbst, dann die anderen Gruppenmitglieder oder die TherapeutIn.

Aktion

Wie fühlen Sie sich jetzt?
Aufgeregt? Erleichtert? Froh? Überrascht? Neugierig? Beschwingt? Verwirrt? ...?

Die Szene 2 in der Realität

Bitte probieren Sie jetzt die Szene draußen aus.

Üben Sie erst mit einer »leichten« Person, also einer Person, die noch wenig Befangenheit oder Ängstlichkeit auslöst.

Und üben Sie nur ein- bis höchstens zweimal!

Notieren Sie Folgendes:

Meine zwei bis drei Lernziele:

Kurze Beschreibung des Ablaufs:

Wie habe ich die goldene Regel angewendet und wie habe ich mich gefühlt?

Die ÜbungspartnerInnen in der Realsituation

Ein Aspekt der sozialen Kompetenz ist auch die Fähigkeit, andere Menschen und ihr Verhalten angemessen einzuschätzen. Unsere Grundannahmen haben großen Einfluss auf diese Einschätzung. Wenn ich z.B. die Grundannahme habe, nicht liebenswert zu sein, werde ich andere eher als ablehnend oder gar feindselig mir gegenüber einschätzen, auch die neutralen oder freundlich gestimmten Menschen. In diesem Kurs können Sie lernen, Ihre Wahrnehmung zu schärfen, zu korrigieren, zu verbessern.

Nun gibt es aber Personengruppen, von denen Sie sich grundsätzlich und insbesondere während einer Übungsszene in der Realsituation *fernhalten* müssen: Das sind Menschen, die sichtbar ihre Reaktionen schwer steuern können: betrunkene oder gewaltbereite Personen und/oder Gruppen. Um diese machen Sie – sozial kompetent – einen großen Bogen! (→ Szene 20)

Also: Grundsätzlich scheiden Betrunkene und ernsthaft aggressiv anmutende Menschen als Übungspartner aus!

4.3 Szene 3: Unfreundliche Reaktionen auf der Straße FE/FO

Ich bin in einer Stadt unterwegs und suche eine Straße.

Ich will bequem und schnell erfahren, wo diese ist, und ich will selbstsicherer werden.
Ich verzichte also darauf, einen Stadtplan, ein Navigationsgerät oder mein Mobiltelefon zurate zu ziehen, und gehe stattdessen auf eine PassantIn zu und frage nach dieser Straße. Die PassantIn ist unwirsch, sehr knapp. Ich frage trotzdem nach.

Ihre TherapeutIn zeigt Ihnen nun die Übung.
Sie schauen genau zu, achten darauf, was Ihnen auffällt, insbesondere, welche Verhaltensweisen des Modells Ihnen selbstsicher und kompetent erscheinen, und überlegen sich, was Sie davon gerne ausprobieren und lernen möchten.
Zur Unterstützung finden Sie hier Vorschläge für Ihre Lernziele (Verhaltensziele). Suchen Sie aber auf jeden Fall zunächst selbst.

Aktion

Verhalten	Gedanken	Körperreaktionen
■ Ich gehe direkt auf die Person zu. ■ Ich schaue sie direkt an (Blickkontakt). ■ Ich entschuldige mich nicht, sondern grüße. ■ Ich halte mich aufrecht. ■ Ich hebe den Kopf. ■ Ich spreche laut und deutlich. ■ Ich passe meinen Gesichtsausdruck meiner Gemütsverfassung an: Ich lächle, wenn ich guter Dinge bin; ich bleibe ernst, wenn ich mich ernst fühle (ich bin authentisch). ■ Ich bleibe allein bei der Sache und reagiere nicht auf die Unfreundlichkeit. ■ Ich höre aufmerksam zu. ■ Ich bedanke mich zum Schluss für die Hilfe.	■ Ich stelle mich einmal bewusst »in den Weg« und schaue, was passiert. ■ Nur wenn sich die Menschen anschauen, ist ein Austausch möglich. ■ Ich lade keine Schuld auf mich, wenn ich jemanden anhalte und frage. ■ Ich kann mich zeigen. ■ Nur wenn ich laut und deutlich spreche, werde ich gehört, und zeige, dass ich mich und mein Anliegen wichtig nehme. ■ Ich bin, wie ich bin; ich lerne den Unterschied zwischen ernstem und unfreundlichem Gesichtsausdruck. ■ Ich bleibe bei mir: ■ Die Unfreundlichkeit meines Gegenübers liegt mit sehr hoher Wahrscheinlichkeit nicht an mir; ■ wer weiß, was mit ihm ist. ■ Ich zeige Respekt und Wertschätzung, auch wenn mein Gegenüber negative Gefühle signalisiert.	■ Ich weiß, dass ich die sogenannten »autonomen« Körperreaktionen nicht direkt beeinflussen kann. ■ Daher werde ich alle Reaktionen mit Achtsamkeit zulassen. ■ Sollte ich also zittern, dann lasse ich das bewusst zu. ■ Sollte ich Wärme im Gesicht spüren und glauben, dass ich erröte, dann lasse ich das zu. ■ Sollte ich schwitzen, dann lasse ich das zu. ■ Sollte ich mich verhaspeln, dann lasse ich das zu. ■ Sollte ich mich schwach fühlen in den Beinen, dann lasse ich das zu.

Welche (neuen) Erfahrungen kann Ihnen diese Begegnung bringen?
Bitte sammeln Sie kurz eigene Ideen dazu.
Die folgenden Überlegungen sind sehr wichtig, denn es ist ein häufiges Phänomen bei selbstunsicheren Menschen, dass sie sich von der Übellaunigkeit, Unfreundlichkeit Barschheit oder gar Aggressivität anderer enorm beeinträchtigt fühlen. Sie werden auch später noch weiterführende Überlegungen zur Aggressivität allgemein finden (→ Kap. 4.10: »Ärger und Wut: ...« und zum Umgang mit solchen Personen: Szene 11).
Der erste Schritt zur Wehrhaftigkeit ist die innere Unabhängigkeit von anderen im Denken und Verhalten. Ich kann mich von der schlechten Laune des anderen Menschen unabhängiger machen, indem ich allein bei mir und bei der Sache (in diesem Fall die Frage nach einer Adresse) bleibe. Ich verändere mein freundliches und respektvolles Verhalten nicht.
Ich kann zudem lernen, dem anderen Menschen seine Gefühle zuzubilligen. Vielleicht hat er Kummer, Ärger, Schmerzen. Ich lerne, dass ich die schlechte Laune anderer nicht auf mich beziehen muss.
Eventuell kann ich sogar lernen, dass sich Menschen, die mürrisch wirken, in der Begegnung verändern können und freundlicher werden.
Und schließlich lerne ich vielleicht, dass meine eigene Stimmung meine Wahrnehmung anderer Menschen färbt. Wenn ich in trauriger oder ärgerlicher Verfassung bin, neige ich viel mehr dazu, die Welt und damit die anderen düsterer einzuschätzen.
Sprechen Sie mit Ihrer TherapeutIn darüber, wenn Sie etwas in dieser Richtung bei sich entdecken.

Nun überlegen Sie sich Ihre zwei bis drei wichtigsten Verhaltens- bzw. Lernziele, Ihre SUDs, warten auf eine ÜbungspartnerIn, die die PassantIn spielt (in der Einzeltherapie ist das Ihre TherapeutIn), und machen das Rollenspiel. Viel Glück!

Aktion
Nun wenden Sie die goldene Regel an – erst Sie selbst, dann die anderen Gruppenmitglieder oder die TherapeutIn.

Aktion
Wie fühlen Sie sich jetzt?
Aufgeregt? Erleichtert? Froh? Überrascht? Neugierig? Beschwingt? Verwirrt? ...?

Die Szene 3 in der Realität

Diese Szene ist in der Realität schwer zu inszenieren. Sie können nicht so lange Leute ansprechen, bis endlich mal jemand unfreundlich ist.

Aber Sie können in der nächsten Zeit Ihre Umgebung bewusster beobachten. Nehmen Sie Unfreundlichkeit und mürrisches Verhalten wahr, versuchen Sie, die obigen Lernziele zu beachten.

Sollten Sie das Glück haben, unfreundliche Leute zu treffen, dann können Sie wieder Notizen machen:

Meine zwei bis drei Lernziele:

Kurze Beschreibung des Ablaufs:

Wie habe ich die goldene Regel angewendet und wie habe ich mich gefühlt?

Zum Neinsagen

Die nächste Szene wird eine Neinsage-Übung sein. Es wird also um Abgrenzung Ihrer eigenen Bedürfnisse gegen die Erwartungen anderer gehen. Bisher hat Ihre TherapeutIn bei den Rückmeldungen immer wieder auch die ÜbungspartnerIn gefragt, wie sie sich gefühlt und was sie erlebt hat.

Wenn jemand ein Nein erhält, können bestimmte Ängste hervorgerufen werden, etwa Angst vor Ablehnung oder mangelndem Respekt. Daher ist es besonders bei den N-Übungen wichtig, dass auch die ÜbungspartnerIn auf sich achtet und eventuell Lernziele formuliert wie: »Ich will lernen, das Nein zu akzeptieren, es nicht auf mich zu beziehen.« So, wie Sie es bei Szene 3 gelernt haben!

4.4 Szene 4: Ich will gerade nicht

N

Ich bin in der Stadt unterwegs; ich nähere mich einem Stand, vor dem einige junge Leute PassantInnen ansprechen, um für eine Partei/Organisation/Religionsgemeinschaft/Zeitung zu werben. Eine Person kommt auf mich zu, lächelt mich an und fragt, ob ich nicht auch der Meinung sei, dass auf der Welt noch vieles verbessert werden müsste.

Ich will heute keine Welt verbessern, auch wenn ich grundsätzlich die Frage bejahen würde. Ich will einfach für mich sein, weil ich vielleicht keine Zeit, keine Lust zu reden habe oder mich noch nicht selbstsicher genug fühle, den Angeboten zuzuhören und dann doch abzulehnen.
Ich lasse mich nicht aufhalten, gehe mein Tempo weiter und sage etwa: »Jetzt nicht« oder: »Keine Zeit« (wenn das stimmt!). Ich kann aber auch nur ruhig weitergehen, ohne etwas zu sagen.

Ihre TherapeutIn zeigt Ihnen nun die Übung.
Sie schauen genau zu, achten darauf, was Ihnen auffällt, insbesondere, welche Verhaltensweisen des Modells Ihnen selbstsicher und kompetent erscheinen, und überlegen sich, was Sie davon gerne ausprobieren und lernen möchten.

Aktion

Zur Unterstützung finden Sie hier Vorschläge für Ihre Lernziele (Verhaltensziele). Suchen Sie aber auf jeden Fall zunächst selbst.

Verhalten	Gedanken	Körperreaktionen
▪ Ich gehe im eigenen Tempo weiter. ▪ Ich schaue die Person nur ganz kurz an. ▪ Ich entschuldige mich nicht. ▪ Ich halte mich aufrecht. ▪ Ich hebe den Kopf. ▪ Ich spreche laut und deutlich. ▪ Ich passe mein Tempo meinem momentanen Bedürfnis an und werde nicht langsamer und nicht schneller (ich bin authentisch).	▪ Ich bleibe jetzt nur bei mir; ▪ ich muss die Erwartungen der anderen nicht erfüllen. ▪ Ich bin eindeutiger, wenn ich keinen längeren Blickkontakt aufnehme. ▪ Ich lade keine Schuld auf mich, wenn ich mich für meine Interessen entscheide. ▪ Ich kann mich zeigen. ▪ Nur mit lauter und deutlicher Stimme werde ich gehört und zeige, dass ich mich und mein Anliegen wichtig nehme. ▪ Ich bin, wie ich bin; ich lerne, das immer wichtiger zu nehmen. ▪ So wie ich lerne, selbstsicherer zu werden, kann ich das auch anderen zumuten. Sollte die Person jetzt betroffen sein, wird sie sicher Möglichkeiten finden, damit umzugehen. ▪ Auf die Erwartungen in diesem Fall nicht einzugehen, ist nun wirklich kein Unheil. ▪ Ich kann hinter meiner Entscheidung stehen.	▪ Ich weiß, dass ich die sogenannten »autonomen« Körperreaktionen nicht direkt beeinflussen kann ▪ Daher werde ich alle Reaktionen mit Achtsamkeit zulassen. ▪ Sollte ich also zittern, dann lasse ich das bewusst zu. ▪ Sollte ich Wärme im Gesicht spüren und glauben, dass ich erröte, dann lasse ich das zu. ▪ Sollte ich schwitzen, dann lasse ich das zu. ▪ Sollte ich mich verhaspeln, dann lasse ich das zu. ▪ Sollte ich mich schwach fühlen in den Beinen, dann lasse ich das zu.

Welche (neuen) Erfahrungen kann Ihnen diese Begegnung bringen?

Bitte sammeln Sie kurz eigene Ideen dazu.

Sie lernen, Nein zu sagen. Das heißt, Sie lernen, dass es Situationen unter Menschen gibt, in denen Ihnen *Ihre* Wünsche und Bedürfnisse wichtiger sein dürfen/sollen/müssen als die der anderen.

Sie lernen, dass Sie gleichwertig und damit gleich wichtig sind wie die anderen.

Bitte bedenken Sie, dass es seit einigen Jahren einen neuen Trick gibt, Menschen von ihren Wünschen nach Abgrenzung abzubringen: Man wendet sich an den anderen mit einer Frage, die in der Regel kein vernünftiger Mensch mit Nein

beantworten würde. Die in der Szene erwähnte Frage ist häufig; aber auch Fragen wie »Ist Ihnen Ihre Gesundheit wichtig?« oder »Haben Sie Kinder/Tiere gern?« kommen vor.
Es ist schwer, darauf nicht zu antworten, etwa gar »Nein« zu sagen. In der Schilderung der Szene finden Sie Vorschläge, mit solchen Fragen umzugehen. Es ist übrigens völlig unnötig, auf eine solche Frage eine besonders gute Antwort zu suchen (kein Perfektionismus!).
Gerade beim Neinsagen, also bei der Abgrenzung gegen die Erwartungen anderer, tauchen leicht Schuldgefühle auf. Sie lernen, diese zu bewältigen.
Bitte lesen Sie bis zum nächsten Mal das folgende →Kap. 4.4 »Schuld- und Schamgefühle« zu diesem Thema.

Nun überlegen Sie sich Ihre zwei bis drei wichtigsten Verhaltens- bzw. Lernziele, Ihre SUDs, warten auf eine ÜbungspartnerIn (in der Einzeltherapie ist das Ihre TherapeutIn) und machen das Rollenspiel. Viel Glück!

Aktion
Nun wenden Sie die goldene Regel an – erst Sie selbst, dann die anderen Gruppenmitglieder oder die TherapeutIn.

Aktion
Wie fühlen Sie sich jetzt?
Aufgeregt? Erleichtert? Froh? Überrascht? Neugierig? Beschwingt? Verwirrt? ...?

Die Szene 4 in der Realität

Auch diese Szene ist nicht immer leicht zu inszenieren. In Großstädten finden sich solche Stände deutlich häufiger.

Halten Sie Ihre Augen offen, ob Sie in Ihrer Stadt eine Möglichkeit finden, diese Szene auszuprobieren. Wenn nicht, wird Ihr Gehirn allein im Rollenspiel auch schon eine Menge lernen!

Sollten Sie die Möglichkeit haben, die Szene üben zu können, notieren Sie wieder Folgendes:

Meine zwei bis drei Lernziele:

Kurze Beschreibung des Ablaufs:

Wie habe ich die goldene Regel angewendet und wie habe ich mich gefühlt?

Schuld- und Schamgefühle

Die Szene 4 (→S. 65) stammt aus dem Bereich Neinsagen. Das sind Situationen, in denen Sie eine Bitte, einen Wunsch oder eine Forderung eines anderen ablehnen wollen. Dies erzeugt häufig intensive Gefühle von Schuld und Scham, und diese beiden Emotionen spielen eine zentrale Rolle im Erleben von sozial ängstlichen Menschen, weswegen ich nähere Überlegungen hierzu an dieser Stelle platziere.

Diese beiden Gefühle sind sehr nahe verwandt und wurzeln beide in meist frühen, oft schweren Verletzungen des Selbstwertes. Allerdings unterscheiden sie sich hinsichtlich der Richtung: Während sich Schuld auf ein konkretes Fehlverhalten bezieht (Ich habe etwas falsch gemacht), ist die Scham direkt auf die Identität und das Selbst bezogen (Ich bin falsch; mit mir stimmt etwas nicht).

Oft ist dies jedoch schwer zu trennen. Beide haben ihren Ursprung in frühen Erfahrungen, in der Kindheit und der Jugend. Abwertung durch Erziehungspersonen oder Geschwister und SpielkameradInnen, Demütigungen, aber auch sehr strenge moralische Maßstäbe, Vergleiche mit anderen, Herabsetzungen und dergleichen können eine schlimme Erschütterung des Selbstwertes bewirken. Ich will Ihnen ein Beispiel erzählen:

Ein vier Jahre altes Kind hat ein Geschwisterchen bekommen. Dieses erfordert die Aufmerksamkeit der Mutter, die bisher dem Erstgeborenen allein gehört hat. Das

Kind wird eifersüchtig, es leidet und will das Geschwisterchen wieder loswerden. Es schlägt oder wirft etwas nach dem Baby.

Nun hat die Mutter – je nach Kraft und Kompetenz – verschiedene Möglichkeiten, denn sie muss ja das Neugeborene schützen:

- Sie versteht, wie es dem Erstgeborenen ergeht, nimmt es zu sich, spricht mit ihm über seine Ängste, erklärt ihm, dass die Idee, das Geschwisterchen zu entsorgen, nicht zielführend ist, bezieht das Kind vermehrt ein in die Pflege und Versorgung, zeigt ihm die Vorteile auf, die ihm durch das neue Geschwisterchen erwachsen können, und achtet auf Zeiten der Aufmerksamkeit, die allein dem Kind gewidmet sind und spricht ausdrücklich von ihren Gefühlen der Liebe und Zuneigung zu ihm.
- Sie schreit das Kind an, reißt es vom Neugeborenen weg, schimpft darüber, wie furchtbar sein Verhalten ist, und entfernt es aus dem Zimmer. Dies ist die Grundlage von Schuldgefühlen, denn das Kind hat gelernt, dass es etwas so falsch gemacht hat, dass es sogar seine Mutter noch mehr verliert.
- Sie schreit das Kind an, reißt es vom Neugeborenen weg und beschimpft das Kind, indem sie ihm vermittelt, wie böse, wie furchtbar es ist, welch schreckliches Kind, wie viel netter das Mädchen von nebenan ist, und wirft es aus dem Zimmer. Dies ist die Grundlage von Scham, denn das Kind wurde als Person, als Persönlichkeit massiv abgewertet.

Während ich dies schreibe, spüre ich, wie wichtig jetzt der folgende Einschub ist, weil ich weiß, dass dieses Buch auch von Müttern gelesen wird: Ich weiß, wie entsetzlich überfordert Mütter sein können, wenn sie in einer solchen Situation sind, insbesondere, wenn sie darin alleingelassen sind oder wenn sie in einer Depression stecken oder wenn sie selbst unter Abwertungsbedingungen stehen oder standen. Und jetzt schreibe ich auch noch detailliert auf, was sie alles anrichten mit ihren Kleinen, und serviere ihnen das auf dem Tablett. Eine ideale Basis für Schuldgefühle Ihrerseits, nicht wahr?

Mir ging es um eklatante Beispiele für die Entstehung von Schuld und Scham. Ich bringe gleich noch weitere. Seien Sie versichert: Sie müssen solche Überforderungssituationen nicht aushalten; es gibt eine Menge an Hilfen für Sie: Beratungsstellen, Selbsthilfegruppen, Therapien und nicht zuletzt: dieses Training! Denn auch Sie sollen aus dem schmerzhaften Kreislauf von Überforderung, Versagen, Schuld und Scham herausfinden.

Viele von Ihnen werden sich an frühere Verletzungen erinnern, wenn ich aufzähle, welche Äußerungen und Handlungen Kinder und Jugendliche aushalten müssen, die mir berichtet wurden. Von Vätern: »Du dumme Nuss«, »Gott, was bist du blöd«, »So beschissen, wie du aussiehst, kriegst du nie einen Mann«, »Jetzt wird sie auch noch fett, unsere Tochter«. Von Gleichaltrigen: »Du stinkst«, »Du Spasti«, »Hau ab, du kannst ja nix« ... Liebe LeserInnen, ich habe keine Lust, diese Liste fortzuführen, sie scheint endlos. Und Sie alle wissen, welche Folgen solche Sätze haben können.

Aber nun zurück zu den drei Beispielen zur Entstehung von Schuld und Scham: Im ersten Beispiel, dem Ideal, erfährt das Kind, dass das Wegräumen unliebsamer Menschen nicht in Ordnung ist, wenn diese in irgendeiner Form im Weg sind; aber gleichzeitig erfährt es, dass seine Gefühle (Verunsicherung, Kränkung, Verletzung durch andere) sehr wohl ernst zu nehmen sind und dass es für diesen Konflikt angemessene Lösungen gibt.

Diese Lösungen sind im vorliegenden Training ein grundlegender Aspekt: die Wertschätzung der anderen und die Wertschätzung der eigenen Person, der eigenen Wünsche, Bedürfnisse und Emotionen. Das schließt sich nicht aus, sondern lässt sich leben lernen.

In den beiden anderen Beispielen lernt das Kind auch, dass man besser nicht morden sollte; aber es lernt auch, dass seine Bedürfnisse so schlecht sind, dass man selbst dafür ausgesondert, abgewertet oder bestraft wird. Beides zu trennen – Handlungen von den Handlungsmotiven, den dahinterstehenden Gefühlen –, das kann das Kind nicht.

Als erwachsener Mensch wird dieses Kind in Situationen, in denen ihm andere im Weg sind, vor sich und diesen Gefühlen erschrecken. Als innere Stimme wird er die schlimmen Vorwürfe der Eltern hören; er wird sich selbst die Vorwürfe machen, sich ähnlich schlecht fühlen wie damals und kaum Lösungen für den Konflikt finden. Vielleicht wird dieser Mensch versuchen, sich selbst zurückzunehmen und die Wünsche und Bedürfnisse unterdrücken, um sich zu beweisen, dass er nicht böse ist. Vielleicht wird er auf einem Nebenkriegsschauplatz den anderen, der ihm im Weg ist, so beeinträchtigen, dass dieser von selbst geht (Flight-Reaktion). Vielleicht wird er in einer ständigen Flucht nach vorne die aufkeimenden Schuldgefühle ersticken, indem er seine Bedürfnisse aggressiv und rücksichtslos äußert und sich als cooler Typ aufspielt (Fight-Reaktion). Oder er betäubt die folgenden Gewissensbisse mit Alkohol oder Drogen (Freeze-Reaktion). Vielleicht wird er sogar aufgrund von guten Empfehlungen auf objektiv sehr angemessene Weise reagieren und den anderen in ein Konfliktgespräch einbinden oder sich abgrenzen oder den Kontakt reduzieren oder verändern; er wird jedoch möglicherweise trotzdem zunächst diese Handlungen ausführen begleitet von den erlernten Vorwürfen und den Gefühlen, eben den belastenden Schuld- und Schamgefühlen, und er wird leiden.

Das bedeutet, dass es nicht ausreicht, *nur* neues Verhalten zu lernen. Ein innerer Wandlungsprozess ist vonnöten. Und damit wird klar, worin die wirkliche *Lösung* besteht:

Die grundlegende, ich möchte sagen: liebevolle Akzeptanz der eigenen Impulse, Gefühle und Wünsche zu erlernen, ist ein wesentlicher Schritt hier im Training.

Wie beschrieben (→Kap. 1.4 »Gefühle«) gibt es Gefühle, die im Allgemeinen zu den »guten«, den »anständigen« gezählt werden wie Heiterkeit, Nächstenliebe, Nachgiebigkeit, Wohlwollen. Es gibt aber auch Gefühle, die einen weniger guten Ruf haben wie Ärger, Eifersucht, Neid, Selbstliebe, Abneigung; wir alle kennen sie. Alle Gefühle gehören aber zu uns, sie sind gewissermaßen Bestandteil von uns. Unsere Seele trennt nicht zwischen guten und schlechten bzw. zwischen richtigen oder falschen Gefühlen. Sie trennt nur zwischen solchen, die ihr guttun, und solchen, die ihr wehtun. Da aber alle Gefühle wichtige Funktionen haben (sie sind Signale), ist unsere Seele nicht bereit, sie einfach auszublenden.

Beginnen Sie jetzt, alle Ihre Impulse, Gefühle, Wünsche und Bedürfnisse vertieft kennenzulernen und ernst zu nehmen!

Denn Sie wissen, nicht die Gefühle, Wünsche und Bedürfnisse sind das Problem, sondern die daraus resultierenden Handlungen.

Auf diese Weise beginnen Sie, die negativen und vorwurfsvollen Stimmen in Ihrem Inneren, die Ihnen schon Ihre Gefühle, Wünsche und Bedürfnisse zum Vorwurf machen, zu hinterfragen und in ihrer Wirkung abzuschwächen.

Vielleicht haben Sie jetzt beim Lesen Ihre eigenen inneren Stimmen gehört, sich vielleicht an Vorwürfe oder Bestrafungen aus Ihrem eigenen Leben erinnert, vielleicht haben Sie auch entsprechend unschöne Gefühle gehabt oder haben sie noch.

Nehmen Sie diese erst einmal an, lassen Sie sie zu, benennen Sie sie, schreiben Sie sie auf und besprechen Sie sie mit Ihrer TherapeutIn:

Und lassen Sie sich nun mit dem Folgenden auf eventuell veränderte Perspektiven ein:

- Es gibt sie nirgendwo, diese vollkommen idealen Eltern.
- Elterliches Verhalten ist, wenn es auch zur Irritation, Kränkung, Verunsicherung des Kindes führt, selten Zeichen von Bösartigkeit oder mangelnder Liebe, sondern fast immer ein Zeichen von Hilflosigkeit, eigenen, unbewältigten Ängsten, Unerfahrenheit und dergleichen. Die meisten Eltern haben keine Ahnung, wie sie ihren Kindern wehgetan haben, und sind oft entsetzt, wenn sie es erfahren.
- Das, was wir an Kränkungen und Verunsicherungen erfahren haben, ist nicht wie ein Brandzeichen eingebrannt, sondern erlernt wie ein vorläufiges Programm, das »überspielbar« ist. Man kann umlernen. Der erste Schritt ist die Akzeptanz aller Gefühle; dies ist ein Lernprozess, bei dem Sie in Ihrer Therapie Unterstützung bekommen.
- Die weiteren Schritte sind ebenfalls Lernprozesse, bei denen Sie im TSK unterstützt werden, nämlich bei den Fragen »Wie kann ich anderen *und meinen Interessen* gerecht werden?« und »Wie kann ich dabei meine inneren Dialoge und die damit verbundenen belastenden Gefühle verbessern?«
- Dieser Prozess ist die Grundlage dafür, dass Sie wieder die Verantwortung für sich selbst und Ihr Leben übernehmen können. Wir nennen das die *Befähigung zur Selbstwirksamkeit* (self efficacy) oder zum *Selbstmanagement.*

Ich möchte Sie nun bitten, die bisherigen Übungen 1 bis 4 einmal hinsichtlich folgender Fragen anzuschauen:

Welche Gefühle, Wünsche und Handlungsimpulse könnten Sie in einer solchen sozialen Situation haben? Beispiel: Sie wollen eine Auskunft von jemandem, Sie wollen also etwas von ihm, Sie verlangen bzw. fordern sogar etwas von ihm. Oder: Sie wollen dem anderen Ihre Zeit nicht opfern ... Welche Schuld- oder Schamgefühle könnten da auftauchen, also welche inneren Vorwürfe könnten laut werden?

Und schließlich sollen Sie wissen, dass diese Gefühle zwar quälend und peinigend sind, dass sie sich aber aus einem fast unglaublichen Grund so hartnäckig im Erleben eingenistet haben, nämlich: weil Sie nicht wenig Vorteile davon haben können.

Einige wenige zeige ich hier kurz auf. Es lohnt sich aber durchaus, zusammen mit Ihrer Therapeutin nach Ihren individuellen »Gewinnen« zu suchen. Je mehr Sie sich kennenlernen, umso leichter können Sie verändernd eingreifen.

- Schuld- und Schamgefühle können das Gefühl sichern, ein moralisch wertvoller Mensch zu sein: »Ich nehme das Leben nicht auf die leichte Schulter; ich bin mir meiner Schuld und meiner Wertlosigkeit bewusst und ich stehe dazu.«
- Sie können die Bereitschaft zur Buße, zur Sühne erzeugen. Wenn ich Buße tue, dann habe ich das Recht weiterzuleben. Dazu muss ich aber meiner Unwürdigkeit und Schuld bewusst sein.
- Sie können Verhaltensweisen wie Unterwerfung, Entschuldigungsversuche und Selbsterniedrigung erzeugen, welche die vermeintliche Achtung, aber auch die Nachsicht, die Absolution und die Gnade der anderen sichern hilft. Damit kann die Bindung (eines der Grundbedürfnisse, → Kap. 1.1) gesichert werden. Dies ist insbesondere im Umgang mit Erziehungs- und Autoritätspersonen eine oft wirksame Strategie und tradiert sich bis ins Erwachsenenalter.
- Sie können eine Form der Loyalität z.B. den Eltern gegenüber darstellen: »Wenn ich glücklicher bin als die vielleicht depressive Mutter oder der depressive Vater, dann bin ich illoyal.« Auch damit kann die Bindung gefährdet werden, also ist die Belastung mit einem quälenden Gefühl die Sicherung der Beziehung zu den unglücklichen Eltern.
- Sie können allgemein eine Strategie sein, die vermeintlich vor dem Ausschluss aus der Gemeinschaft schützt: Betroffene fürchten, von den anderen weniger geliebt oder von ihnen beneidet zu werden, wenn sie sich selbst mögen, selbstsicher und frei sind.
- Sie können vermeintlich vor Aggressionen durch andere schützen. Ein bescheidener, »anständiger« Mensch wird nicht angegangen.
- Sie können auch einen paradoxen Selbstwertschutz darstellen: Wer sich selbst abwertet, nimmt dies anderen vorweg und hofft, diese daran zu hindern, eine krän-

kende Aussage auszusprechen, im Sinne von: »Sag nichts – ich weiß selber, dass ich ein Depp bin.«

Bitte schreiben Sie nun hier alles auf, was Ihnen dazu einfällt und was Sie bewegt, und besprechen Sie es mit Ihrer TherapeutIn.

Wie Sie diese und andere ähnlich quälenden inneren Prozesse, die Ihre Selbstsicherheit beeinträchtigen, nun im Rahmen dieses Trainings noch bewältigen und bearbeiten können, zeige ich Ihnen in →Kap. 4.4 und →Kap. 4.9.

Dabei werden Sie als erstes Hilfen bekommen, die aus der kognitiven Verhaltenstherapie stammen. Das bedeutet, dass Sie Anregungen lesen werden, wie man Gedanken zur inneren Erleichterung verändern und damit zu einem neuen Erleben finden kann (→Kap. 4.4 »Die kognitive Verhaltenstherapie …«).

Als zweites erhalten Sie Hilfen, unangenehme Gefühle und Körperreaktionen zu beeinflussen. Ich zeige Ihnen auf, wie Sie mit diesen umgehen können, ebenfalls mit dem Ziel, zu einem neuen Erleben zu finden. Diese Hilfen entstammen der sogenannten dritten Welle der Verhaltenstherapie und heißen Achtsamkeit und Akzeptanz (→Kap. 4.4 »ACT: Der achtsame Umgang mit belastenden Gefühlen und Körperreaktionen«).

Und schließlich sollen Sie als drittes noch eine besondere Anregung erhalten: den Gebrauch Ihrer Phantasie. Mit inneren Bildern, der Imagination bzw. der Vorstellungskraft können Sie ebenfalls Hilfen bei der Bewältigung von seelischen Nöten finden (→Kap. 4.9 »Imagination: Nutzung der Phantasie und der Vorstellungskraft«).

Die kognitive Verhaltenstherapie: Korrektur belastender Gedanken

Bei den Überlegungen zu Schuld- und Schamgefühlen (→ Kap. 4.4) und Grundannahmen (→ Kap. 4.1) haben Sie Hinweise für Gedanken bewusster und halbbewusster Art erhalten. Dies möchte ich nun vertiefen: Wir sind im Grunde ständig von solchen Gedanken begleitet, was immer wir tun. Sie zeigen sich in Form von Einfällen, inneren Selbstgesprächen, inneren Stimmen, die uns vielleicht an die Eltern oder Lehrer erinnern.

Selbstunsichere Menschen sind meist von negativen Gedanken geplagt. Dafür gibt es zahllose Beispiele. Hier eine kleine Auswahl (Menschen sind da sehr kreativ!):

Ihr Sosein allgemein und Ihre Stellung in der Welt der Menschen:

- Das kann ich nie ...
- Ich sehe komisch aus.
- Ich bin viel zu dumm.
- Mein Bauch ist zu dick.
- Mein Haar ist zu dünn.
- Ich komme nicht an bei Frauen/Männern.
- Den anderen geht es viel besser.
- Ich habe meistens Pech im Leben.
- Immer muss ich mich um die anderen kümmern.
- ...

Bewertung bzw. Abwertung Ihrer Gefühle, Wünsche und Bedürfnisse:

- Ich darf andere nicht belästigen.
- Ich muss immer dankbar sein.
- Ich muss anderen helfen, auch wenn ich noch so müde bin.
- Man hat höflich zu sein.
- Man darf seine Probleme nicht nach außen tragen.
- Ich darf nicht an mich denken.
- Wenn ich beleidigt werde, muss ich verzeihen.
- Ich darf nicht wehleidig sein.
- Eigenlob stinkt.
- ...

Ihre Gedanken darüber, was andere über Sie denken:

- Die anderen denken, ich sei dumm, schlecht, faul, komisch, unhöflich, dick, hässlich, ...

Allgemeine Einstellungen zur Welt und den Menschen:

- Die Welt ist schlecht.
- Die Menschen sind schlecht.
- Blonde Frauen sind dumm.
- Männer wollen nur das eine.
- Wenn man sich zu sehr freut, kriegt man vom Schicksal eins übergebraten.
- ...

Schreiben Sie bitte Gedanken auf, die für Sie typisch sind, die Ihnen immer wieder auffallen:

Aus →Kap. 1.4 wissen Sie: All diese Gedanken sind zum einen eng verwoben mit belastenden Gefühlen (Wenn ich überzeugt bin, dass mein Haarwuchs zu dünn ist und Frauen zu dumm sind, fühle ich mich als Frau und noch dazu mit dünnen Haaren unsicher, unattraktiv, nicht wertgeschätzt, allein, hoffnungslos, ...) und zum anderen mit logisch daraus folgenden Handlungen (»Ich bin dumm, daher fühle ich mich unterlegen und traurig und ziehe mich zurück, diskutiere zum Beispiel nicht mit«).

Dies nennen wir die »sich selbst erfüllende Prophezeiung«. Es entsteht ein *Teufelskreis*: Meine Gedanken bestimmen meine Gefühle und Handlungen; ohne zu prüfen, ob meine Gedanken der Realität entsprechen, lasse ich mich von ihnen leiten. Wenn ich ein unsicherer Mensch bin, erlaube ich meinen Gedanken, mich in den Rückzug zu leiten (s. hierzu die Anmerkungen zum Vermeidungsverhalten in →Kap. 2.2). In der Rückzugsecke wird dann meine falsche Sichtweise als scheinbar richtig bestätigt, und ich ziehe mich immer konsequenter zurück.

Schon in der Antike gab es Philosophen, die solche Zusammenhänge erkannten. Epiktet (ca. 50–120 n. Chr.) sagte sinngemäß: »Nicht die Dinge selbst sind es, die uns wehtun, sondern unsere Sichtweise der Dinge« (also unsere Gedanken zu den Dingen).

Bitte *denken* (!) Sie darüber einmal nach! Und vertiefen Sie sich einmal in folgende Beispiele; lesen Sie sie durch und achten Sie dabei auf Ihre Gefühle:

Eine Person ist zu einer Geburtstagsfeier eingeladen und kommt etwas zu spät. Sie steht vor dem Raum, in dem schon viele Leute sind und miteinander reden, was von außen zu hören ist. Als die Person den Raum betritt, wenden sich die Köpfe der Anwesenden ihr zu, und für kurze Zeit hören alle auf zu reden. Die Person hat nun etliche Möglichkeiten zu denken:

- »Um Himmels willen, was denken die jetzt von mir, weil ich zu spät gekommen bin; wie ist das peinlich, was mache ich bloß?«
- »Was glotzen die denn so blöd? Die sollen sich um ihren eigenen Mist kümmern und mich in Ruhe lassen; am besten gehe ich gleich wieder.«
- »Mensch, hätte ich mir doch beim Schminken/Rasieren mehr Zeit gelassen, ich sehe so ungepflegt aus, und deswegen schauen mich jetzt alle an. Wo steht der Sekt?«
- »Ach wie schön, da stehen ja die Meiers, mit denen es das letzte Mal schon so nett war.«
- »O, da kenne ich ja noch niemanden – dann fange ich mal mit der Vorstellungsrunde an.«
- »Huch, jetzt schauen alle; wie war das gleich im TSK? Ich fühle, was in mir vorgeht, spüre …; ja, das ist jetzt unangenehm, aber ich habe das jetzt und nehme es an. Ich kann trotzdem etwas tun und setze mir die Ziele wie beim Vorlesen: ruhige Bewegungen …«
- »Nicht angenehm, wie die so schauen, aber das kann ich aushalten; gleich gehen die Unterhaltungen weiter.«

Bitte besprechen Sie mit Ihrer TherapeutIn, welche Gefühle je nach Gedanken entstehen könnten. Und überlegen Sie nun Folgendes (legen Sie notfalls ein Zusatzblatt ein):

Wie würden Sie denken, wie würden Sie sich fühlen? Wie würden Sie gerne denken können?

Es kommt also darauf an, die negativen Gedanken aufzuspüren und sie *umzuwandeln* in positive, realistische, ermutigende, tröstende, beruhigende, versichernde, schützende, stärkende, ..., also in Gedanken, die diese angenehmen Gefühle erzeugen helfen. Das ist leicht und auch wiederum nicht.

Schwierig kann diese Umwandlung aus fünf Gründen werden:

1. Der wichtigste Grund: Die Menschen gehen meistens nicht systematisch und konsequent vor; sie versuchen es, es klappt nicht so recht, und sie geben auf. Oder es klappt und sie vergessen, dass die Veränderung einem Prozess gleicht, der liebevolle Dauerpflege braucht, und hören zu früh auf. Ein Bild zur Verdeutlichung: Vielleicht hüten oder hüteten Sie Kinder, Tiere oder Blumen. Dann wissen Sie, was *liebevolle Dauerpflege* ist. Wenden Sie dieses Wissen im Umgang mit sich und Ihrer Umwandlung an. Oder sammeln Sie jetzt Ideen, die Ihnen helfen könnten, Ihren Umwandlungsprozess zu pflegen.
2. Die positiven Gedanken erzeugen manchmal nicht sofort gute neue Gefühle, sondern zunächst eher den Eindruck: »Das weiß ich jetzt vom Kopf her, aber nicht vom Herzen; ich fühle es noch nicht.« Dies kann zwei Gründe haben: Entweder, und das ist oft so: Ihr Gefühl braucht ein bisschen Zeit, bis es sich deutlich meldet. Oder: Sie haben noch nicht den »richtigen« Gedanken, der Ihr Herz wirklich überzeugt, gefunden.
   Hierzu ein Beispiel: Ich hatte einer Patientin empfohlen, sich den Gedanken vorzunehmen: »Was die anderen denken, ist mir egal.« Sie blieb immer wieder daran hängen, bis sie merkte, »Es ist *mir* nicht egal; aber es könnte mir helfen, mir klarzumachen, dass es objektiv, also allgemein eigentlich reichlich egal ist«. Sie fühlte sich besser, als sie sich sagte: »Was die anderen denken, ist egal.«
3. Viele negative Gedanken bleiben auch deshalb hartnäckig in Ihrem Sinn, weil Sie ihnen teilweise oder sogar halbbewusst oder ganz klar glauben. Irgendwo geben Sie diesen Denkinhalten recht, obwohl sie Ihnen wehtun. Gedanken wie »Es stimmt doch: Man muss seine Fehler dauernd und immer wieder anschauen, sonst wird man nachlässig und versagt im Leben« führen Sie auf eine gefährliche Fährte, die Ihre Selbstsicherheit und Ihren Selbstwert untergraben. Nicht selten haben sich Grundannahmen, Gedanken und die damit verbundenen belastenden

Gefühle so nachhaltig in uns eingebrannt, dass es uns nicht gelingt, eine emotionale Entlastung durch Umdenken zu erreichen. Therapeutische Gespräche, in denen Sie diese Inhalte formulieren und reflektieren, sind hier das Mittel der Wahl. Sie können die Inhalte aber auch aufschreiben – sehr sorgfältig und ausführlich; bald werden Sie entdecken, wie streng oder ungerecht oder freudlos und vor allem wenig zielführend Ihre Gedanken mit Ihnen reden, und können beginnen, sie zu relativieren.

4. Die negativen Gedanken lassen sich nicht verscheuchen. Das ist logisch, denn Sie haben sie schließlich jahrelang einstudiert und ihnen innig geglaubt. Hier dürfen Sie auf eine sehr alte verhaltenstherapeutische Maßnahme zurückgreifen, den Gedankenstopp (s. Kasten).
5. Die Gefühle und Körperreaktionen bleiben einfach unumstößlich und begleiten Sie, als ob Sie nichts getan hätten. Bitte lesen Sie dazu →Kap. 4.4 »ACT: der achtsame Umgang mit belastenden Gefühlen und Körperreaktionen«.

Der Gedankenstopp

Der Gedanke drängt sich auf; das kann er, weil Sie sich bewusst oder halbbewusst mit ihm auseinandersetzen, Sie grübeln. Typische Situationen dafür sind alltägliche Routinetätigkeiten wie Rasieren, Schminken, Putzen, Bügeln, im Sessel Herumsitzen, am Bart (sofern Sie einen haben) Zwirbeln, ... Die quälenden Gedanken umweben Sie, turnen Ihnen im Kopf herum, nisten sich ein – ungehindert.

Der wichtigste Schritt ist, sich *bewusst* zu machen, dass Sie gerade wieder Ihre negativen Gedanken »pflegen«. Wenn Sie Ihre Gedanken verändern wollen, können Sie allmählich lernen, in welchen Situationen Sie besonders gefährdet sind, um sich dafür besser zu wappnen.

Der nächste Schritt ist die *Unterbrechung* des Grübelns, indem sie laut »Stopp!« rufen (wenn Sie gerade allein sind!), in die Hände klatschen (allein!), Ihre Tätigkeit kurz unterbrechen, aufstehen, auf den Boden stampfen (allein!) oder sich ein rotes Stoppschild vorstellen. Dieser Schritt soll die tranceartige Beschäftigung *stören*.

Dem Gedankenstopp wird oft vorgeworfen, dass Denkinhalte, die man wegzwingen will, sich erst recht aufdrängen. Ein schönes Beispiel ist die folgende Aufforderung:

Bitte denken Sie jetzt nicht an rosa Punkte!

Was passiert? – Klar, Sie denken an rosa Punkte.

Der Gedankenstopp *stört aber nur den Grübelprozess*, er unterbricht, er bringt das Grübelgeschehen durcheinander. So ebnet er den Boden für positive Gedanken oder Achtsamkeitsübungen, die Sie dann anschließen.
Beispiel: Sie sitzen im Sessel und grübeln schon eine Weile, weil Sie bei der letzten Einladung zu spät gekommen waren und die Aufmerksamkeit aller auf sich gezogen hatten. Ihre Gedanken kreisen vielleicht um Themen wie »Was habe ich mich da bloß blamiert«, »Was denken die jetzt alle von mir«, und Sie leiden dabei. Sie versuchen vielleicht, an andere Dinge zu denken oder sich zu sagen, dass schon alles in Ordnung ist, kommen aber alsbald wieder in Ihre Grübelschleife.
Sie merken, was Sie da tun, entscheiden sich dafür, das zu verändern, rufen laut »Stopp«, klatschen in die Hände, stehen auf, gehen herum und beginnen in diesem anderen Aktionszustand, über Alternativen nachzudenken. Ihnen fällt etwa ein, dass alle Leute, auch berühmte oder allgemein geschätzte (ich verzichte auf ein Beispiel …) Fehler machen, oder dass es egal ist, was andere denken, denn alles, was ein Mensch tut, kann von anderen sowohl positiv als auch negativ beurteilt werden. So unglaublich es sein mag: Selbst ein Massenmörder wie Stalin bekommt heute noch von Menschen Blumen aufs Grab gelegt; und so unglaublich es sein mag: Selbst ehrlichen Herzens um Integrität bemühte Menschen werden bisweilen als »betuliche Gut-Menschen« verspottet.
Die Beispiele zeigen auf, dass Ihre Handlungen immer und ausnahmslos positiv oder negativ bewertet werden können, Sie sich also niemals der etwaigen negativen Kritik durch andere entziehen können. Eine Lösung besteht darin, sich unabhängig zu machen mit dem Gedanken: »Was die anderen denken, ist egal.«

Bitte versuchen Sie ab jetzt immer häufiger, die Umwandlung der negativen Gedanken in positive zu pflegen. Machen Sie sich Notizen, damit Sie Ihre Erfahrungen mit Ihrer TherapeutIn besprechen können.

Vertiefende Literatur finden Sie beispielsweise bei Hautzinger (2011) oder Wilken (2024).

Hier ist Raum für Ihre Notizen:

ACT: der achtsame Umgang mit belastenden Gefühlen und Körperreaktionen

Bisher haben Sie viel über den Zusammenhang von Gedanken und Gefühlen erfahren. Sie haben gelernt, dass es sich lohnt, die Gedanken genauer zu identifizieren, um sie allmählich zu verändern. So haben Sie begonnen, indirekt auch Ihre Gefühle beeinflussen zu können. Oder?

Hat es am Ende nicht immer funktioniert, weil Sie zwar vom Verstand her Ihre Gedanken zu einem Geschehen zugunsten von vernünftigeren und selbstschonenderen Überlegungen ersetzt haben und sich dennoch schlecht fühlen mussten? Haben Sie eventuell öfter sinngemäß gesagt: »Ja, ich weiß wohl, dass ich so denken könnte, aber ich fühle es noch nicht, es erreicht mein Herz nicht«? Seien Sie ganz vertrauensvoll: Sie ticken trotzdem richtig.

Zum einen brauchen Gefühle eine Entwicklungszeit, um sich an die wahrnehmbare Oberfläche zu bewegen, denn Sie wissen ja, dass sie sich nicht unmittelbar und willentlich verändern lassen. Oder anders ausgedrückt: Sie lassen sich nicht ein- und ausschalten wie eine Glühbirne. Sie brauchen häufigere gedankliche Anfeuerungen, d.h., Sie sollten sich Ihre neuen Erkenntnisse ruhig vom Kopf her des Öfteren bewusst machen. Bedenken Sie, dass auch die negativ wirksamen Gedanken Ihnen einstens eingeredet wurden! Und Sie haben sie gründlich gelernt, obwohl sie eigentlich überhaupt nicht zu Ihrer tiefen unterbewussten Weisheit und Wahrnehmung passten. Kein Baby kommt auf die Welt und hat Skrupel wegen seines eventuell großen Kopfes und entschuldigt sich dafür. Es ist sich vielmehr seiner selbst unhinterfragt sicher. Die Selbstabwertungen lernt es erst im Laufe der Jahre.

Ihre neuen Gedanken, sofern sie tröstend, ermutigend und selbstversichernd sind, gefallen Ihrer Seele viel besser (weil sie weiß, dass Sie recht haben, wenn Sie z.B. zu sich sagen, dass auch Sie ein Recht auf Ihre Wünsche haben). Deshalb sind sie leichter zu lernen und zu speichern. Trainieren Sie also mit zuversichtlicher Geduld.

Zum anderen aber kann es auch sein, dass Ihre Gefühle aufgrund ihrer langen Existenz so gründlich in Ihrem Gehirn gebahnt und vor allem so intensiv und vielleicht auch schmerzhaft sind, dass Sie sie als hartnäckig und quälend erleben. Im Volksmund gibt es für dieses Erleben einige Ausdrücke: Man ist »außer sich«, man »steht neben sich«, man ist nicht »HerrIn seiner selbst«, man »kriegt sich nicht mehr ein«, man »flippt fast aus« etc. Oder, wenn es gar zu weh getan hat: Man ist »leer«, »ausgehöhlt«, »abgestumpft«. Alle Ausdrücke haben ein Grunderleben gemeinsam: Die Person ist nicht bei sich selbst und nicht im Kontakt mit ihren Kräften.

Es gibt etliche Wege, wieder »zu sich zu finden«, »sich wieder einzukriegen« und damit sich wieder gut und zentriert und eins mit sich zu fühlen und (und das ist wichtig) dabei automatisch ruhiger zu werden und Kontakt zu guten Gefühlen zu finden.

Die große gemeinsame Überschrift über diese Zugänge heißt *Achtsamkeit*.

In → Kap. 1.4 unter »Körperliche Reaktionen« habe ich Ihnen diesen Begriff bereits vorgestellt. Das war zur Einleitung wichtig, damit Sie verstehen konnten, weshalb Sie Körperreaktionen wie Zittern, Erröten, Schwitzen bereits bei den ersten Übungsszenen zulassen sollten.

Hier will ich Ihnen noch eine spezielle Hilfe zur Verfügung stellen, eine von vielen Achtsamkeitsübungen. Sie werden damit immer schneller vorgehen können, je besser Sie diese kennen.

Und sie ist neben vielen weiteren Übungen aus dem Bereich der Achtsamkeit ein Mittel, mit dem Sie Ihre Körperreaktionen und Gefühle gut bewältigen können.

Ich stelle Ihnen nun eine sehr bewährte Übung in Achtsamkeit vor, die ich sehr oft mit Erfolg bei meinen PatientInnen angewendet habe.

Achtsamkeitsübung: Body Scan

Diese Übung habe ich im Verlauf meiner Ausbildung bei Rita de Muynck und Rüdiger Ullrich unter dem Namen »Anti-Panik-Strategie« kennengelernt. Ihre Quelle ist mir nicht bekannt.

Sie gehen in drei Schritten vor:

Schritt 1

Sie beschreiben für sich Ihre *körperlichen* Wahrnehmungen. Sie beginnen mit der Kopfhaut und enden an den Fußsohlen. Sie sagen etwa: »Meine Kopfhaut fühlt sich entspannt an« oder: »Meine Kopfhaut kribbelt« oder: »Meine Kopfhaut spannt« ... Dann gehen Sie weiter körperabwärts zu Ihrem Gesicht und weiter bis zu Ihren Füßen. Lassen Sie keinen Körperteil aus!

Achten Sie genau darauf, dass Sie bei der Beschreibung Ihrer Wahrnehmungen bei Begriffen aus der Sprache der *körperlichen Empfindungen* bleiben! Körperliche Empfindungen sind: Entspannung, Spannung, Kribbeln, Wärme, Kühle, Pulsieren, Stechen, Drücken, Schwere und dergleichen.

Manchmal kann es sein, dass Ihnen bei einem Körperteil kein rechter Begriff einfällt, weil Sie »nichts« spüren. Sie können dann »Entspannung« sagen, und ich bitte Sie auch, dies zu tun!

Erst wenn Sie bei Ihren Fußsohlen angelangt sind, haben Sie den ersten Schritt vollständig erledigt.

Schritt 2

Sie schätzen nun diese eben beschriebenen Wahrnehmungen hinsichtlich ihrer Polung und ihrer Intensität ein. Ich erinnere: Polung bedeutet, dass jede Wahrnehmung, die wir haben, entweder als positiv, also angenehm, oder negativ, also unangenehm, erlebt wird. Machen Sie sich einfach bewusst, ob Ihr Zustand Ihnen angenehm ist oder nicht.

Die Intensität können Sie einschätzen, indem Sie sich vorstellen, man könne diese messen wie mit einem Thermometer. Wir legen fest: »0« bedeutet »fast neutral«, »+ 100« bedeutet »extrem positiv« und »– 100« bedeutet »extrem negativ« (erweiterte SUDs, → Kap. 3: »Die Messung Ihrer Erregung – die SUDs«). Sie könnten also zum Beispiel zum Ergebnis kommen: »Dieser eben beschriebene Gesamtzustand ist eher angenehm, so bei ca. + 20.« Freuen Sie sich.

Sollten Sie zum Ergebnis kommen, er sei eher unangenehm, vielleicht bei einem Wert von – 40 oder – 80, dann schließen Sie bitte folgende Selbstversicherung an: »Ich kann diesen Zustand zulassen, er gehört im Augenblick zu mir.«

Schritt 3

Beenden Sie die Übung, indem Sie sich überlegen, was sich im Vergleich zu vorher verändert hat, und gehen Sie zu den Dingen in Ihrer Umgebung über, die zur Beschäftigung anstehen.

Folgenden Platz können Sie nutzen für Anmerkungen aus Ihren Erfahrungen mit dieser Übung oder für eigene Überlegungen dazu.

Vertiefende Literatur finden Sie beispielsweise bei Klingen (2023).

4.5 Szene 5: Achtsam gehen; Kompromiss schließen FE/FO

Ich bin in einer Stadt in einer belebten Gegend unterwegs. Viele Menschen kommen mir entgegen, teils einzeln, teils in Gruppen.

Ich will für mich sein, mein Tempo gehen, welches mir gerade wichtig ist, langsam oder schnell. Ich will ganz bewusst mein Gehen wahrnehmen. Ich will auch meinen Weg gehen. Wenn mir Gruppen entgegenkommen, will ich auf diese zugehen und durch sie durchgehen, indem ich mich schmal mache.

Ihre TherapeutIn zeigt Ihnen nun die Übung.
Sie schauen genau zu, achten darauf, was Ihnen auffällt, insbesondere, welche Verhaltensweisen des Modells Ihnen selbstsicher und kompetent erscheinen, und überlegen sich, was Sie davon gerne ausprobieren und lernen möchten.

Aktion

Zur Unterstützung finden Sie hier Vorschläge für Ihre Lernziele (Verhaltensziele). Suchen Sie aber auf jeden Fall zunächst selbst.

Verhalten	Gedanken	Körperreaktionen
■ Ich gehe mein Tempo, langsam oder schnell. ■ Ich gehe aufrecht. ■ Ich hebe den Kopf. ■ Ich gehe ohne Dinge zum Festhalten (Tasche, Schirm, iPhone, Zeitung etc.). ■ Ich gehe direkt auf eine Gruppe von Menschen zu. ■ Beim Durchgehen mache ich mich schmal. ■ Ich gehe in meinem Rhythmus.	■ Ich bleibe ganz bei mir. ■ Ich kann mich zeigen. ■ Ich kann frei gehen; ich bin frei. ■ Ich bin da; mich gibt es. ■ Ich zeige Respekt und Wertschätzung, deshalb mache ich mich schmal.	■ Ich weiß, dass ich die sogenannten »autonomen« Körperreaktionen nicht direkt beeinflussen kann. ■ Daher werde ich alle Reaktionen mit Achtsamkeit zulassen. ■ Sollte ich also zittern, dann lasse ich das bewusst zu. ■ Sollte ich Wärme im Gesicht spüren und glauben, dass ich erröte, dann lasse ich das zu. ■ Sollte ich schwitzen, dann lasse ich das zu. ■ Sollte ich mich verhaspeln, dann lasse ich das zu. ■ Sollte ich mich schwach fühlen in den Beinen, dann lasse ich das zu.

Welche (neuen) Erfahrungen kann Ihnen diese Begegnung bringen?

Bitte sammeln Sie kurz eigene Ideen dazu.
Weder müssen Sie wie eine SlalomläuferIn in Ausweichkurven durch die Welt gehen, noch sollen Sie wie ein Panzerkreuzer alles, was Ihnen entgegenkommt, auseinandersprengen.
Diese Übung macht eine zentrale Grundhaltung sehr schön deutlich, die Sie auf Ihren Lebensweg und auf die Menschen, die Sie darauf antreffen, allgemein beziehen können:

Auf dem Weg, den wir gehen, begegnen uns Menschen; einige kommen uns kaum nahe, einige mehr, einige sogar so, dass sie entweder neben uns einen Teil des Weges mitgehen, oder so, dass unsere Wege sich kreuzen und dabei Interessenskonflikte entstehen können: Da, wo Sie gehen, will auch der andere gerade gehen.
Wir müssen uns nicht selbst an den Rand drücken, den anderen grundsätzlich ihre Bahnen frei machen, wir dürfen aber auch nicht völlig rücksichtslos gegenüber den Interessen der anderen nur an unsere Interessen denken. Oft kommen wir Menschen gut miteinander zurecht, indem wir uns alle etwas entgegenkommen, unsere eigenen Belange beachten, aber auch die der anderen.
Der *gesunde Kompromiss* soll uns im Leben mit den anderen leiten.
Wenn Sie diese Übung machen, fühlen Sie sich bitte in diese Überlegungen gut ein.

Nun überlegen Sie sich Ihre zwei bis drei wichtigsten Verhaltens- bzw. Lernziele, Ihre SUDs, warten auf eine ÜbungspartnerIn, die die PassantIn spielt (in der Einzeltherapie ist das Ihre TherapeutIn), und machen das Rollenspiel. Hilfreich ist, wenn Sie gemeinsam noch eine KollegIn oder eine Bürokraft finden, die bereit ist, als ÜbungspartnerIn einzuspringen (es geht aber auch zu zweit mit etwas Vorstellungskraft), und machen das Rollenspiel. Viel Glück!

Aktion
Nun wenden Sie die goldene Regel an – erst Sie selbst, dann die anderen Gruppenmitglieder oder die TherapeutIn.

Aktion
Wie fühlen Sie sich jetzt?
Aufgeregt? Erleichtert? Froh? Überrascht? Neugierig? Beschwingt? Verwirrt? ...?

Die Szene 5 in der Realität

Bitte probieren Sie jetzt die Szene draußen aus.

Sie sollten sie mindestens zweimal ausprobieren, am besten machen Sie sich dieses Vorgehen zu eigen, wann immer Sie in der Stadt unterwegs sind.

Notieren Sie Folgendes:

Meine zwei bis drei Lernziele:

Kurze Beschreibung des Ablaufs:

Wie habe ich die goldene Regel angewendet und wie habe ich mich gefühlt?

4.6 Szene 6: Achtsamkeit bei anderen **KO**

Erinnerung: Die Szenen 6 bis 10 werden im Stehen vorgelesen!

Ich bin im Park auf einer Bank, im Café, in der U-Bahn oder irgendwo, wo ich in Ruhe Menschen beobachten kann.

Ich will für mich sein, aber meine Umgebung wahrnehmen und den Menschen zuschauen.
Ich nehme die Menschen im Sinne der (wohlwollenden) Achtsamkeit wahr. Ich beobachte ihr Treiben, ihre Kleidung, ihre Bewegungen, ihre Art zu reden, zu lachen, zu schauen, kurz, alles, was mir an ihnen auffällt.
Meine Gedanken und Gefühle, die automatisch auftauchen, will ich ebenfalls in meine Achtsamkeit einbeziehen, ohne Wertung.

Zur Unterstützung finden Sie hier Vorschläge für Ihre Lernziele (Verhaltensziele). Suchen Sie aber auf jeden Fall zunächst selbst.

Verhalten	Gedanken	Körperreaktionen
▪ Ich sitze möglichst bequem und lasse mir viel Zeit. ▪ Ich lenke mich nicht mit einer Zeitung, meinem iPhone, iPod oder dergleichen ab; im Café trinke ich nur einen Saft, ein Wasser, einen Kaffee oder Ähnliches. ▪ Ich schaue herum.	▪ Ich bin neugierig auf die Erfahrungen. ▪ (Beispiel:) Ich sehe zwei Frauen; sie gehen Arm in Arm und lachen, ▪ oder: Ich sehe einen älteren Mann; er geht langsam und gebeugt; er hat schmutzige Kleider an. ▪ Ich spüre, wie ich mich abwenden möchte, und merke, dass mir gleichzeitig einfällt, dass er vielleicht nichts dafür kann. ▪ Oder: Ich spüre, wie Abscheu hochkommt. Ich lasse das zu und beobachte meine körperlichen Gefühle dabei und beobachte, wie sie möglicherweise leichter werden; ich wende mich dem Mann wieder zu und sehe seine Hände, die auffallend schön sind.	▪ Ich weiß, dass ich die sogenannten »autonomen« Körperreaktionen nicht direkt beeinflussen kann. ▪ Daher werde ich alle Reaktionen mit Achtsamkeit zulassen. ▪ Sollte ich also zittern, dann lasse ich das bewusst zu. ▪ Sollte ich Wärme im Gesicht spüren und glauben, dass ich erröte, dann lasse ich das zu. ▪ Sollte ich schwitzen, dann lasse ich das zu. ▪ Sollte ich mich verhaspeln, dann lasse ich das zu. ▪ Sollte ich mich schwach fühlen in den Beinen, dann lasse ich das zu.

Welche (neuen) Erfahrungen kann Ihnen diese Szene bringen?

Bitte sammeln Sie kurz gemeinsam Ideen dazu.

Die Tatsache, dass man sich mit anderen Menschen vergleicht, ist natürlich, dem Menschen eigen. Es ist aber nicht nötig, sich neben anderen abzuwerten (»Die ist viel schlanker als ich«, »Der hat viel mehr Muskeln als ich«, »Die ist viel eleganter als ich« etc.). Ebenso unnötig ist es, die anderen abzuwerten (»Sieht die vielleicht blöd aus«, »Hat der vielleicht einen lächerlichen Anzug an«, »Die ist ja noch fetter als ich« etc.).

Beide Reaktionsweisen machen je nachdem unsicher, traurig, bitter, unfreundlich und unzufrieden.

Ziel ist es nicht, alles, was Menschen tun, hinzunehmen. Aber Ziel ist es, alle Menschen in ihrer Struktur, ihrem Sosein, ihrer eigentlichen unzerstörbaren Würde zu belassen und zu achten. Wir befinden uns hier im Bereich der Menschenrechte. Es ist sehr lohnend, sich mit diesen zu befassen. Bei Wikipedia finden Sie eine ganze Reihe von Literaturhinweisen.

Wenn Sie sich eine Welt schaffen, in der *Sie und die anderen* individuell und sie

selbst mit allen Vorzügen und Schwächen sein dürfen, fühlt sich diese Welt auf einmal leichter an und sieht bunter aus.
Die Achtsamkeit ist eines der Mittel der Wahl, da hinzufinden; ohne Selbstbestrafung oder Zwang, ohne Selbstvorwürfe oder Druck. Diese Erfahrung können Sie nicht im Rollenspiel üben.
Wenn Sie eine Einzeltherapie machen, nehmen Sie sich diese Szene alsbald für die Welt draußen vor.
Wenn Sie in einer Gruppentherapie sind, können Sie eine gemeinsame Übung daraus machen: Bitte setzen Sie sich im Kreis zusammen und führen Sie für ca. 5 bis 10 Minuten diese Übung jede/r für sich durch.

Aktion
Verständigen Sie sich darüber, wie es Ihnen ergangen ist.

Die Szene 6 in der Realität

Bitte probieren Sie jetzt die Szene draußen aus.
Sie können diese Übung so oft Sie wollen durchführen.

Notieren Sie für die erste und zweite bewusste Übung Folgendes:

Meine zwei bis drei Lernziele:

Kurze Beschreibung des Ablaufs:

Wie habe ich die goldene Regel angewendet und wie habe ich mich gefühlt?

4.7 Szene 7: Mein Gesicht im Spiegel

FE

Ich bin zu Hause und nehme mir etwas Zeit für mich. (Diese Übung sollte also zuhause durchgeführt werden; auch nicht als Rollenspiel in der Praxis.)

Ich will den Umgang mit mir selbst verbessern und mich und mein Aussehen lieben lernen. Ich will unabhängig werden von sogenannten Schönheitsidealen in den Medien.
Ich stelle mich vor einen Spiegel (noch kein Ganzkörperspiegel!) und schaue mich an.
Ich begrüße mich.
Ich betrachte mein Gesicht im Sinne der Achtsamkeit.
Ich spreche laut.

Diese Szene haben wir im Film als ein Beispiel für ein mögliches Vorgehen aufgenommen.
Ihre TherapeutIn zeigt sie Ihnen jetzt.
Schauen und hören Sie genau zu.
Was fällt Ihnen auf, was könnten Sie für sich übernehmen?

Aktion
Zur Unterstützung finden Sie hier Vorschläge für Ihre Lernziele (Verhaltensziele). Suchen Sie aber auf jeden Fall zunächst selbst.

Verhalten	Gedanken	Körperreaktionen
▪ Ich stehe ruhig vor dem Spiegel; alle eventuellen Störungen habe ich ausgeblendet (Telefon ist leise, keine Musik, ich bin allein, meine Kinder sind	Beispiel: Das ist mein Gesicht. Ich merke, dass ich mich in den letzten Jahren nicht mehr so genau angeschaut habe. Ich spüre, wie ich ängstlich	Ich weiß, dass ich die sogenannten »autonomen« Körperreaktionen nicht direkt beeinflussen kann.

Verhalten	Gedanken	Körperreaktionen
in der Schule/im Kindergarten ...). ■ Ich lasse mir viel Zeit. ■ Ich gehe erst wieder weg, wenn ich spüre, dass ich mich einigermaßen gut fühle (ich gehe nicht, wenn es mir schlecht geht). ■ Ich spreche alles, was mir einfällt, laut aus.	werde; ich fange an, Wärme im Gesicht zu spüren, ich werde leicht rot, ich merke, wie mir unbehaglich wird. Das ist jetzt halt so. Ich sehe meine Augen. Mir fällt ein, dass ich sie seit meiner Geburt habe, dass ich mit ihnen seit meiner Geburt die Welt sehe. Da ist ein Pickel; was sucht der denn hier? Soll er, der verschwindet auch wieder ... Ich bin ich, und ich bin einmalig auf der Welt.	

Welche (neuen) Erfahrungen kann Ihnen diese Szene bringen?
Bitte sammeln Sie kurz Ideen dazu.
Selbstunsichere Menschen schauen sich selbst meist mit negativen Gedanken oder fast gar nicht an.
Sie lernen hier, Ihr Gesicht unter positiven, liebevollen oder wertfreien Gesichtspunkten zu betrachten. Sie lernen, sich selbst freundlich zu begegnen und, nach und nach, sich immer mehr zu bejahen und zu mögen. Dies ist eine grundsätzliche Voraussetzung für Selbstsicherheit. Und Sie lernen, dass die Vorgaben der Medien, die uns so verunsichern, plakative, zurechtgetrimmte Bilder von oft inzwischen auch zurechtoperierten Menschen sind. Hören Sie auf, sich mit ihnen zu vergleichen; Sie gehen einem Betrug auf den Leim.

Nur wer sich selbst mag, kann zudem andere mögen und ihnen offen und vorbehaltlos begegnen.

Die Bitte an Sie, Ihre Ideen laut auszusprechen, hat ihre Begründung in den Forschungsergebnissen der Neuropsychologie: Lautes Aussprechen vertieft und verankert die neuen Erfahrungen und das neu Gelernte. Führen Sie ruhig Selbstgespräche, wenn Sie für sich allein sind, insbesondere, wenn Sie positive Dinge über sich einüben!
Ich bitte Sie, diese Szene nur zu Hause für sich allein auszuprobieren.
Allerdings kann Ihnen Ihre TherapeutIn in einer Einzeltherapiestunde dabei helfen, wenn Sie in irgendeinem Punkt unsicher sind.

Die Szene 7 zu Hause

Bitte probieren Sie jetzt die Szene bei sich zu Hause aus.

Einmal sollten Sie sie auf jeden Fall durchführen. Wenn Sie sie immer wieder einmal wiederholen, wird dies sicher der Zuneigung zu sich selbst zuträglich sein.

Notieren Sie Folgendes:

Meine zwei bis drei Lernziele:

Kurze Beschreibung des Ablaufs:

Wie habe ich die goldene Regel angewendet und wie habe ich mich gefühlt?

4.8 Szene 8: Grüßen KO

Ich begegne Menschen, Bekannten oder Unbekannten, im Hausflur, Lift, in der Garage oder in ähnlichen Situationen.

Wir schaffen uns eine Welt, in der Freundlichkeit herrscht unter den Menschen. Ich will zu dieser Freundlichkeit beitragen, nicht zuletzt auch deswegen, weil ich weiß, dass es dann auch mir besser geht.
Ich grüße diese Menschen.

Sie können an dieser Stelle Ziele formulieren, die Sie aus den vorigen Szenen ableiten können:

Aktion

Zur Unterstützung finden Sie hier Vorschläge für Ihre Lernziele (Verhaltensziele). Suchen Sie aber auf jeden Fall zunächst selbst.

Verhalten	Gedanken	Körperreaktionen
■ Ich gehe mein Tempo, das gerade zu mir passt. ■ Ich schaue die anderen direkt an (Blickkontakt). ■ Ich halte mich aufrecht. ■ Ich hebe den Kopf. ■ Ich spreche laut und deutlich. ■ Ich passe meinen Gesichtsausdruck meiner Gemütsverfassung an: Ich lächle, wenn ich guter Dinge bin; ich bleibe ernst, wenn ich mich ernst fühle (ich bin authentisch).	■ Ich bin ich. ■ Nur wenn sich die Menschen anschauen, ist ein Austausch möglich. ■ Ich kann mich zeigen. ■ Nur wenn ich laut und deutlich spreche, werde ich gehört, und zeige, dass ich mich und andere wichtig nehme. ■ Ich bin, wie ich bin; ich lerne den Unterschied zwischen ernstem und unfreundlichem Gesichtsausdruck. ■ Ich mache mich unabhängig vom Verhalten anderer: Ich grüße, weil ich das so will, und mache dies nicht davon abhängig, ob mich die anderen auch grüßen oder zuerst grüßen etc.	■ Ich weiß, dass ich die sogenannten »autonomen« Körperreaktionen nicht direkt beeinflussen kann.

Welche (neuen) Erfahrungen kann Ihnen diese Begegnung bringen?

Bitte sammeln Sie kurz Ideen dazu.

Die Menschen sind freundlicher, als man manchmal glaubt. Sogar ein kurzer Gruß kann meine Stimmung fühlbar verbessern. Ich werde immer selbstsicherer.

Viele (selbstunsichere) Menschen haben die Haltung eingenommen: »Immer soll ich diejenige sein, welche die Initiative ergreift. Nie ist auch mal ein anderer bereit, mich zu grüßen, mich anzurufen, auf mich Rücksicht zu nehmen.« Mit solchen Einstellungen machen Si e sich von anderen und deren Verhalten zum einen abhängig (was Sie reduzieren sollten), d.h., Sie lassen sich in Ihrem Tun und Nichttun von anderen steuern. Zudem ist es sehr gut möglich, dass Sie die durchaus auch vorhandenen Freundlichkeiten anderer eher ausblenden als ihre Nachlässigkeiten Ihnen gegenüber. Was meinen Sie?

Die Szene 8 in der Realität

Bitte probieren Sie jetzt die Szene draußen aus.

Das ist eine Szene, die Sie bei jeder sich bietenden Gelegenheit ausprobieren können.

Notieren Sie Folgendes:

Meine zwei bis drei Lernziele:

Kurze Beschreibung des Ablaufs:

Wie habe ich die goldene Regel angewendet und wie habe ich mich gefühlt?

4.9 Szene 9: Es liegt vor der Nase

FE/FO

Ich stehe an einem Gemüsestand, dahinter ist die Verkäuferin, und ich möchte Tomaten (als Beispiel) kaufen. Die Auswahl des Angebots ist groß, und ich sehe die Tomaten nicht.

Ich will lernen, dass ein »Fehler«, eine Unachtsamkeit, eine Gedankenlosigkeit keine Blamage bedeutet, die ich fürchten (und damit vermeiden) müsste. In diesem Fall liegen die Tomaten direkt vor mir, gewissermaßen vor meiner Nase, und ich entdecke sie doch nicht. Ich frage die VerkäuferIn nach den Tomaten.

Ihre TherapeutIn zeigt Ihnen nun die Übung.
Sie schauen genau zu, achten darauf, was Ihnen auffällt, insbesondere welche Verhaltensweisen des Modells Ihnen selbstsicher und kompetent erscheinen, und überlegen sich, was Sie davon gerne ausprobieren und lernen möchten.

Aktion

Zur Unterstützung finden Sie hier Vorschläge für Ihre Lernziele (Verhaltensziele). Suchen Sie aber auf jeden Fall zunächst selbst.

Verhalten	Gedanken	Körperreaktionen
▪ Ich gehe direkt auf die Person zu. ▪ Ich schaue sie direkt an (Blickkontakt). ▪ Ich entschuldige mich nicht, sondern grüße. ▪ Ich halte mich aufrecht. ▪ Ich hebe den Kopf. ▪ Ich stelle meine Frage laut und deutlich.	▪ Ich will sichtbar sein. ▪ Nur wenn sich die Menschen anschauen, ist ein Austausch möglich. ▪ Ich lade keine Schuld auf mich, wenn ich Unterstützung brauche. ▪ Ich kann mich zeigen. ▪ Nur wenn ich laut und deutlich spreche, werde ich gehört.	▪ Ich weiß, dass ich die sogenannten »autonomen« Körperreaktionen nicht direkt beeinflussen kann.

Verhalten	Gedanken	Körperreaktionen
■ Ich passe meinen Gesichtsausdruck meiner Gemütsverfassung an: Ich lächle, wenn ich guter Dinge bin; ich bleibe ernst, wenn ich mich ernst fühle (ich bin authentisch). ■ Wenn mir die VerkäuferIn die Tomaten zeigt und sagt beispielsweise: »Hier direkt vor Ihnen«, wende ich keinerlei Selbstabwertungen an, wie »Bin ich vielleicht blöd?«. ■ Ich bedanke mich freundlich.	■ Ich bin, wie ich bin; ich lerne den Unterschied zwischen ernstem und unfreundlichem Gesichtsausdruck. ■ Ich darf mal etwas übersehen; das ist natürlich. ■ Ich zeige Wertschätzung, wenn ich mich bedanke.	

Welche (neuen) Erfahrungen kann Ihnen diese Szene bringen?
Bitte sammeln Sie kurz Ideen dazu.
Mögliche Blamage, Peinlichkeit, Scham sind schlimme Erlebnisse im Leben eines jeden. Verhöhnungen durch andere sind leider sehr häufige Erfahrungen, die schon Kinder machen müssen. Diese Verhöhnungen verletzen das Grundbedürfnis nach Respekt und Wertschätzung zutiefst und bleiben lang im Gedächtnis. Sie als Erwachsene haben nun zum Glück einige Möglichkeiten, die alten wie auch neue Verletzungen zu bewältigen. Übungen der vorliegenden Art sind ein Baustein.
Lernen Sie um: Sie können sich eine Menge an kleinen Fehlleistungen und Schusseligkeiten leisten, ohne mit einer Wiederholung der Kränkung rechnen zu müssen.
Wenn Scham und Kränkung ein großes Thema für Sie sind, wird Ihnen Ihre TherapeutIn in den Therapiestunden noch vertiefte Hilfen anbieten können.

Nun überlegen Sie sich Ihre zwei bis drei wichtigsten Verhaltens- bzw. Lernziele, Ihre SUDs, warten auf eine ÜbungspartnerIn, die die PassantIn spielt (in der Einzeltherapie ist das Ihre TherapeutIn), und machen das Rollenspiel. Viel Glück!

Aktion

Nun wenden Sie die goldene Regel an – erst Sie selbst, dann die anderen Gruppenmitglieder oder die TherapeutIn.

Aktion

Wie fühlen Sie sich jetzt?
Aufgeregt? Erleichtert? Froh? Überrascht? Neugierig? Beschwingt? Verwirrt? ...?

Die Szene 9 in der Realität

Bitte probieren Sie jetzt die Szene draußen aus.

Suchen Sie möglichst zwei verschiedene Szenen aus. Vielleicht kennen Sie einen Supermarkt, wo eine nette VerkäuferIn arbeitet, und einen, wo eine etwas bissige waltet ...

Notieren Sie Folgendes:

Meine zwei bis drei Lernziele:

Kurze Beschreibung des Ablaufs:

Wie habe ich die goldene Regel angewendet und wie habe ich mich gefühlt?

Imagination: Nutzung der Phantasie und Vorstellungskraft

In →Kap. 1.4 hatte ich Ihnen angekündigt, dass es noch eine dritte Option gibt, wie Sie mit Ihren Gedanken, Gefühlen und Körperreaktionen hilfreich umgehen können. Es handelt sich dabei um Möglichkeiten, die inneren Bilder, Vorstellungen, das Kopfkino, also die Phantasie einzusetzen.

Sie kennen es: Unsere Sprache und unser Denken sind durchwoben von bildhaften Ausdrücken. »Ein sonniges Lachen«, »Sonne im Herzen«, »das Herz auf der Zunge tragen«, »mein Herzblatt«, »Nerven wie Drahtseile«, »der Hahn im Korb«, »das Fass ist voll«, »ein toller Hecht«, »Morgenstund hat Gold im Mund«, »ein gebrochenes Herz«, »blinde Wut«, »ihm schwillt der Kamm«, »den Wald vor lauter Bäumen nicht sehen« usw.

Nun kann der Einsatz von Imagination in der Psychotherapie, speziell in der kognitiven Verhaltenstherapie, eine hochwirksame Unterstützung sein. Zum Beispiel ist das Bild »der innere Garten« ein inzwischen sehr gängiges Bild zur Selbstsicherung im Rahmen der Behandlung von traumatisierten Menschen. Es wurde insbesondere durch Luise Reddemann in der Traumatherapie etabliert (Reddemann 2001). Die Vorstellung für die betroffene Person, dass sie in einen imaginären Garten gehen kann, wo sie geschützt und sicher ist, ist ein wirksames Mittel in der Therapie. Die enorme Wirksamkeit der psychotherapeutischen Arbeit mit inneren Bildern ist in etlichen psychologischen Forschungsarbeiten gut fundiert: Eine systematische Übersichtsarbeit, in der 46 Studien ausgewertet wurden, belegt positive Effekte auf Angst, Stress, Schmerz und emotionales Wohlbefinden (Posadzki, Lewandowski & Ernst 2012).

Die Möglichkeiten sind unglaublich vielfältig und bunt. Es würde den Rahmen dieses Buches sprengen, wollte ich sie hier alle ausbreiten. In meinem Buch »Innere Bilder in der Verhaltenstherapie« (Güroff 2022) finden Sie eine Menge an Anwendungsmöglichkeiten, die sich auch für Laien gut verständlich lesen. Hier sollen drei Beispiele dargestellt werden, die hilfreiche Anregungen bieten können.

Nehmen wir an, Sie leiden immer wieder unter Gedanken, die Sie persönlich abwerten. Je nachdem sprechen Sie dabei in der Ich- oder in der Du-Form: »Ich bin so dumm«; wenn Sie sich im Spiegel oder in einer Schaufensterscheibe sehen: »Du siehst so furchtbar aus« etc. Verwandeln Sie nun diese Gedanken in Ihrer Phantasie in Personen. Da können viele Leute auftauchen: konkrete Menschen aus Ihrem Leben, aber auch Gestalten aus Märchen, Filmen oder Büchern. Nehmen wir an, es taucht eine gehässige Freundin aus der Schulzeit auf, die Sie verlacht und damit gekränkt hat. Teilen Sie nun dieser Person in der Phantasie mit, dass Sie deren Meinung nicht teilen, und bitten Sie sie klar und entschieden, ihrer Wege zu gehen. Viele

Übungsszenen im TSK helfen dabei, die zielführenden sozialen Kompetenzen anzuwenden. Sie können noch weitergehen: Begleiten Sie sie zum Bahnhof oder zum Flughafen, setzen Sie sie in das entsprechende Verkehrsmittel und winken ihr zum Abschied zu. Schauen Sie genau hin, wie etwa der Zug mit dem personifizierten Gedanken den Bahnhof verlässt, sehen Sie die roten Schlusslichter.

Und machen Sie weiter: Versammeln Sie Personen um sich, die Ihnen bessere Dinge einflüstern – ermutigende, fröhliche, selbstversichernde –, laden Sie diese zu sich nach Hause ein und bitten Sie sie, Ihre FreundInnen oder Schwestern und Brüder zu werden. Das dürfen konkrete Personen sein, aber auch imaginierte, die innere BegleiterInnen werden. Stellen Sie sich diese so genau wie möglich vor, lassen Sie sich von ihnen beraten und, wenn Sie mögen, geben Sie ihnen gute Dinge zu essen. Ihre TherapeutIn hilft Ihnen bei der Übung.

Noch einmal zur Erläuterung: Sie könnten im Rahmen der kognitiven Arbeit allein an den Gedanken arbeiten, die negativen durch positive ersetzen. Aber die Verbildlichung ist ungleich wirksamer.

Ein zweites Beispiel: Eine zentrale Plage selbstunsicherer Menschen ist die Beschäftigung mit dem, was andere denken könnten. Sie lernen im Rahmen des TSK, dass es keine Rolle spielen muss, was in den Köpfen anderer vor sich geht. Schön, das haben Sie nun verstanden, vom Kopf her –, aber im Herzen, sprich im Erleben, ist es noch nicht angekommen.

Ein hilfreiches Bild, welches auch amüsant ist, könnte sein: Sie stellen sich eine Gruppe von Menschen vor, deren Gedanken über Sie als Denkblasen über deren Köpfen schweben, wie wir sie aus Comics kennen. Nun bauen Sie in Ihrer Phantasie eine Glasscheibe zwischen sich und diese Menschen, und die Denkblasen prallen an diese Scheibe, platzen da und tropfen ab (zugleich ein schönes Bild für die Aufforderung: »Lass das doch an dir abtropfen …«).

Ein drittes Beispiel: Sie stellen sich vor, wie Sie eine Übungsszene durchführen. Sie gehen so, wie Sie es einüben möchten, erhobenen Hauptes, entspannt und flotten Schrittes. Nehmen Sie sich viel Zeit, tauchen Sie ganz ein; malen Sie sich aus, wie die anderen Menschen positiv auf Sie eingehen. Sie werden erleben und sehen: Die Szene kann Ihnen danach viel leichter fallen.

SportlerInnen nutzen übrigens diese Phantasietechnik: Sie stellen sich den Bewegungsablauf, beispielsweise beim Weitsprung, minutiös vor, um den Wettkampf vorzubereiten. Das Gehirn bildet das ab, was sich die SportlerIn wünscht, und für das Gehirn ist es so, als würde es tatsächlich geschehen, und es speichert es für die Realsituation.

Weiterführende Literatur finden Sie bei Güroff (2022).

Bitte sammeln Sie hier Ihre Ideen und Überlegungen und besprechen Sie sie mit Ihrer TherapeutIn.

4.10 Szene 10: Laut rufen

FE

Ich bin mit einer mir gut bekannten Person zum Bummeln in der Stadt unterwegs. Wir verlieren uns aus den Augen.

Ich will sie wiederfinden, und ich will selbstsicherer werden.
Ich rufe laut ihren Namen und »Wo bist du?«

Ihre TherapeutIn zeigt Ihnen nun die Übung.

Aktion

Sie haben sicher Verhaltensweisen entdeckt, die Ihnen positiv aufgefallen sind. Zur Unterstützung finden Sie hier Vorschläge für Ihre Lernziele (Verhaltensziele):

Verhalten	Gedanken	Körperreaktionen
■ Ich halte mich aufrecht. ■ Ich hebe den Kopf. ■ Ich rufe laut. ■ Ich bewege mich langsam beim Umschauen. ■ Ich schaue auch genau meine Umgebung an, die anderen PassantInnen und ihre Reaktionen.	■ Ich kann mich sehen lassen. ■ Ich zeige mich. ■ Ich kann wieder richtig laut sein. ■ Ich übe Gelassenheit. ■ Ich stelle mich der Situation. ■ Ich sehe den Unterschied zwischen meinen Vorstellungen und der Realität. ■ Ich stehe zu mir. ■ Was die anderen denken, ist egal.	■ Ich weiß, dass ich die sogenannten »autonomen« Körperreaktionen nicht direkt beeinflussen kann.

Welche (neuen) Erfahrungen kann Ihnen diese Begegnung bringen?
Bitte sammeln Sie kurz Ideen dazu.
Auffallen in der Öffentlichkeit in dieser Form hat keine negativen Folgen. Die anderen PassantInnen schauen vielleicht kurz in Ihre Richtung, gehen aber gleich wieder ihrer Wege.
Sie können sich viel freier und gelöster in der Öffentlichkeit verhalten und fühlen, als Sie vielleicht denken.
Vom Vorlesen wissen Sie: Man wird leicht hektisch, wenn man sich beobachtet fühlt. Der Königsweg, also die Strategie der Wahl, ist: langsame Bewegungen.

Nun überlegen Sie sich Ihre zwei bis drei wichtigsten Verhaltens- bzw. Lernziele, Ihre SUDs, warten auf eine ÜbungspartnerIn, die die BegleiterIn spielt (in der Einzeltherapie ist das Ihre TherapeutIn), und machen das Rollenspiel. Viel Glück!

Aktion
Nun wenden Sie die goldene Regel an – erst Sie selbst, dann die anderen Gruppenmitglieder oder die TherapeutIn.

Aktion
Wie fühlen Sie sich jetzt?
Aufgeregt? Erleichtert? Froh? Überrascht? Neugierig? Beschwingt? Verwirrt? ...?

Die Szene 10 in der Realität

Bitte probieren Sie jetzt die Szene draußen aus.

Am besten ist es, wenn Sie erst einmal mit einem Gruppenmitglied oder der TherapeutIn üben, denn die kennen die goldene Regel. Sollten Sie die Szene mit einer FreundIn oder PartnerIn ausprobieren wollen, informieren Sie diese genau über die goldene Regel. Das ist wichtig!

Die Übung dürfen Sie immer wieder machen, doch mindestens zweimal sollten Sie sie machen.

Notieren Sie Folgendes:

Meine zwei bis drei Lernziele:

Kurze Beschreibung des Ablaufs:

Wie habe ich die goldene Regel angewendet und wie habe ich mich gefühlt?

Folgender Abschnitt bereitet die nächste Szene vor.

Im nächsten Abschnitt folgen nun Überlegungen zu einem weiteren Gefühl, das uns nicht wenig zu schaffen macht, dem Ärger. Dieser zeigt sich in vielfältigen Facetten: der Wut, dem Zorn, dem Hass. Und vielfach wird er mit Aggression verwechselt. Dabei ist die Abgrenzung zwischen diesen beiden ein wesentlicher Aspekt im Bereich der zwischenmenschlichen Kompetenzen.

Ärger und Wut: Aggressivität oder selbstsicherer Umgang mit diesen Gefühlen

Gegenstand von Ärger, Zorn oder Wut (ich bleibe im Folgenden bei dem Wort Ärger) zu sein, ist für den, der ihn abkriegt, alles andere als angenehm. Und die Ärgerliche ist auch nicht gerade froh; Ärger zählt zu den negativ erlebten Gefühlen.

Gleichwohl: Diese Gefühle sind uns angeboren und sie streben nach Beachtung; wenn wir sie schlucken, ohne sie zu bewältigen (s. u.), rumoren sie in unserem Inneren und können auf Dauer ernsthafte körperliche Manifestationen wie Magen- oder Herzbeschwerden verursachen. Auf psychischer Ebene kann ständig unterdrückter Ärger zu depressiven Verstimmungen führen. Gefühle des Ärgers können nämlich eigentlich gesunde Motoren sein, die uns helfen, unsere Ziele zu verfolgen, uns gegen Ungerechtigkeiten und ungerechte Widerstände zu wehren.

Was also ist zu tun?

Wir können lernen, dass es einen großen Unterschied gibt zwischen angemessenem Äußern von Ärger und aggressivem Verhalten.

Wir PsychologInnen wissen, dass der angemessene Ausdruck von Ärger heilsam sein und sogar Beziehungen vertiefen kann. Aggressivität hingegen zerstört die Beziehungen zu anderen Menschen, und sie heilt auch nicht den Ärger, sondern zieht immer neue Ärgerkaskaden nach sich.

Zum adäquaten Ausdruck von Ärger gehören durchaus eine laute bis sehr laute Stimme, sehr ernster bis zorniger Gesichtsausdruck, erhöhte Erregung, Gestikulieren und ähnliche Ausdrucksformen.

Der Unterschied zur Aggressivität besteht zum einen in der Wahl der Worte sowie in der Wahl der körperlichen Distanz zum Gegenüber. Es handelt sich um aggressives Verhalten, wenn Sie Ihr Gegenüber zum einen mit Worten *persönlich beleidigen*, herabsetzen, bedrohen (»Du Idiot«, »Schau dich doch an, wie lächerlich du bist«, »Das werde ich dir heimzahlen« etc.) und wenn Sie Ihr Gegenüber *körperlich attackieren* (Schubsen, Schlagen, Anspucken, Anrempeln bis hin natürlich zu Mord und Totschlag).

Es handelt sich um adäquaten Ausdruck von Ärger, wenn Sie die körperliche Distanz wahren und ohne Bezug auf die Person des anderen Ihren Ärger benennen und Ihr Ziel – das, was Sie wollen und für richtig halten – äußern.

In der folgenden Szene ist Ihr reservierter Sitzplatz im Zug von einer patzigen Person besetzt, die ihn nicht freimachen will. Hier wäre es aggressiv, wenn Sie Ihr Gegenüber mit Worten attackieren würden wie: »Sind Sie zu blöd zum Lesen?« oder

»Können Sie nicht aufpassen, Mensch, hier steht es doch auch für Doofe klar geschrieben, dass der Platz reserviert ist!« oder wenn Sie gar tätlich würden.

Sie reagieren angemessen, wenn Sie Ihren Ärger als gesunde Reaktion verstehen und würdigen, ihn vor sich selbst zulassen und ihn mit sachlichen Äußerungen nach außen vertreten wie: »Ich habe diesen Platz reserviert und will nicht mit Ihnen diskutieren«, »Ich fordere Sie auf aufzustehen«, »Ich werde genau diesen Platz einnehmen«, »Ich diskutiere nicht mit Ihnen«; all diese Mitteilungen können und sollen – je nach Ausmaß Ihres Ärgers – laut und mit entsprechender Mimik vorgetragen werden.

Merken Sie? Sie *gehen nie gegen die Person an sich vor, sondern vertreten nur Ihr Ziel und Ihr Anlegen – fest, mit Verve und Nachdruck.*

Fazit: *Es geht also im Leben darum, Ärger nicht auslöschen zu lernen (geht ohnehin nicht), sondern ihn als gesunde* hilfreiche Emotion und Kraft annehmen und ihn angemessen äußern zu lernen, ohne andere zu beleidigen oder körperlich anzugehen.

Nun erinnere ich an die Szene 3: Eine unfreundliche PassantIn hat keine Lust, Ihnen bei der Suche nach einer Straße weiterzuhelfen. Sie ärgern sich vielleicht darüber. Aber damals haben Sie gelernt, sich in Ihrer Befindlichkeit möglichst nicht beeinträchtigen zu lassen. Ein wichtiges Lernziel war und ist, dass Sie möglichst unabhängig vom Verhalten der anderen werden und dieses dort zu lassen; vielleicht auch zu überlegen, was diese Person bewegen könnte, sich so unfreundlich zu verhalten.

Dieses Ziel ist enorm wichtig, denn selbstunsichere Menschen neigen in erheblichem Maße dazu, alles auf sich zu beziehen, insbesondere alles Negative. Und viele tendieren dazu, sich immer und überall wehren zu müssen. Sie geraten unter den Druck, jede mögliche »Ungerechtigkeit« und Unfreundlichkeit zu bekämpfen. Daraus können sich durchaus Störungsbilder entwickeln wie die Verbitterungsstörung (Linden 2023).

Und so erhebt sich nun die Frage, was zu tun ist.

Über allem steht zunächst im Leben die Überlegung, ob Sie eine Begegnung mit diesen Bewältigungsvorschlägen aus Szene 3 lösen können. Es entstehen aber auch immer wieder Situationen, die in uns Ärger erzeugen, und alles liebevolle Gegensteuern lässt ihn nicht verschwinden. Es ist auch nicht sinnvoll, ihn zu leugnen oder zu unterdrücken. Die nachfolgende Szene könnte eine solche Situation sein.

Ärger entsteht, wenn mein berechtigtes Anliegen unfreundlich, abwertend oder barsch blockiert wird. In jedem Fall (auch in der Szene 3!) ist es wichtig, dass Sie Ihr Ziel und Anliegen immer vor Augen haben, dieses verfolgen und den anderen gegenüber vertreten. Wenn Sie innerlich echt (ohne sich etwas weiszumachen) und gelassen bleiben, dann vertreten Sie Ihr Ziel ruhig und konsequent, wie in der Szene 11 beschrieben. Wenn Sie ärgerlich werden, machen Sie nichts anderes, aber vielleicht lauter, fester, schärfer.

Sie nützen die folgende Szene für ein wesentliches Lernziel: ***Wenn*** **ich mich ärgere, wenn dieses Gefühl in mir einen spürbaren Raum einnimmt,** ***dann*** **kann ich damit, wie in Szene 11 beschrieben, fertig werden. Und Sie können lernen, dass der Ärger, so ausgedrückt, sogar eine Hilfe sein kann.**

Es wäre sinnvoll für Sie, bei der Durchführung der Szene 11 zu versuchen, Ärger entstehen zu lassen, denn dann können Sie auch einmal erleben, wie Sie mithilfe dieses Gefühls Ihr Ziel verfolgen können.

Weitere Vorschläge und Überlegungen von Ihnen:

4.11 Szene 11: Der besetzte Platz FE/FO

Erinnerung: Ab jetzt werden die Szenen im Raum stehend vorgelesen.

Ich steige in einen Zug, mit dem ich eine längere Reise machen möchte. Ich habe einen Platz reservieren lassen und suche danach. Als ich ihn schließlich finde, ist er besetzt. Die Person ist weder alt und gebrechlich noch eindeutig dement. Der Zug ist sehr voll.

Ich will meinen Platz einnehmen, zumal es keine guten Alternativen gibt. Ich gehe zu dieser Person und teile ihr mit, dass ich den Platz reserviert habe. Ich bitte sie aufzustehen, aber die Person lehnt das ab und wird unfreundlich. Ich bestehe darauf, dass ich auf diesen Platz will.

Ihre TherapeutIn zeigt Ihnen nun die Übung.
Sie schauen genau zu, achten darauf, was Ihnen auffällt, insbesondere welche Verhaltensweisen des Modells Ihnen selbstsicher und kompetent erscheinen, und überlegen sich, was Sie davon gerne ausprobieren und lernen möchten.

Aktion
Zur Unterstützung finden Sie hier Vorschläge für Ihre Lernziele (Verhaltensziele). Suchen Sie aber auf jeden Fall zunächst selbst.

Verhalten	Gedanken	Körperreaktionen
▪ Ich gehe direkt auf die Person zu. ▪ Ich schaue sie direkt an (Blickkontakt). ▪ Ich entschuldige mich nicht, sondern grüße. ▪ Ich halte mich aufrecht. ▪ Ich hebe den Kopf.	▪ Ich zeige mich. ▪ Nur wenn sich die Menschen anschauen, ist ein Austausch möglich. ▪ Ich lade keine Schuld auf mich, wenn ich etwas haben will, was mir zusteht. ▪ Ich kann mich zeigen.	▪ Ich weiß, dass ich die sogenannten »autonomen« Körperreaktionen nicht direkt beeinflussen kann

Verhalten	Gedanken	Körperreaktionen
■ Ich spreche laut und deutlich. ■ Ich passe meinen Gesichtsausdruck meiner Gemütsverfassung an: Ich lächle, wenn ich guter Dinge bin; ich bleibe ernst, wenn ich mich ernst fühle (ich bin authentisch). ■ Ich könnte mich ärgern. Das zeige ich mimisch und mit meiner Lautstärke; das heißt, ich werde im Konflikt ernst, lächle nicht mehr. ■ Ich formuliere mein Anliegen eindeutig. ■ Ich bleibe durchwegs sachlich. ■ Ich wiederhole meine Forderung, wenn das Gegenüber renitent ist, und gehe nicht auf Scheinargumente ein (Loop, → Text unten). ■ Ich gehe nicht auf die persönlich abwertende Ebene. ■ Ich versuche auf jeden Fall, das Problem erst selbst zu lösen, bevor ich eine Amtsperson rufe.	■ Nur wenn ich laut und deutlich rede, werde ich gehört, und zeige, dass ich mich und mein Anliegen wichtig nehme. ■ Ich bin, wie ich bin; ich lerne den Unterschied zwischen ernstem und unfreundlichem Gesichtsausdruck. ■ Ärger ist normal und eine Hilfe, zu mir zu halten. ■ Ich kann Ärger zeigen und ausdrücken, ohne beleidigend zu werden. ■ Nur wenn ich klar sage, was ich will, werde ich verstanden und respektiert. ■ Ich sage einfach immer wieder, was ich will; das macht mich wirklich stark; ich brauche nicht nach schlagfertigen Antworten zu suchen. ■ Ich vermeide Beleidigungen; das macht mich stärker. ■ Selbst ist die Frau; selbst ist der Mann.	

Welche (neuen) Erfahrungen kann Ihnen diese Begegnung bringen?

Sie sind ein Mensch und haben Ansprüche und Rechte. Sie können lernen, dass Sie es wert sind, diese Ansprüche und Rechte einzufordern.

Wenn Ihr Gegenüber Ihnen Ihr Recht streitig machen will, ist es sehr wichtig für Sie, klar zu wissen, was Sie wollen. Deswegen werden Sie auch zu Beginn einer jeden Übung gefragt, was Sie wollen. Widerstand von anderen kommt uns im Leben immer wieder entgegen. Es ist unsinnig, ihm auszuweichen (Vermeidung). Sie verfolgen lediglich Ihr Ziel und wiederholen dies – vielleicht laut und deutlich, aber strikt sachlich.

Früher wurde diese Technik »gesprungene Schallplatte« bzw. »broken record« genannt. Aber wer weiß heute schon noch, wie sich eine gesprungene Schallplatte verhielt (zur Information: Sie dudelte immer dasselbe). Ich nenne diese Technik den »Loop«, die Wiederholungsschleife.

Sie kennen das sicher: Sie hatten eine Konfliktsituation mit einem Menschen, aus der Sie unzufrieden herausgingen. Ihnen sind nicht die »richtigen«, »zündenden« Antworten eingefallen; Sie waren nicht »schlagfertig«.

Zur Schlagfertigkeit: Zu diesem Thema gibt es etliche Ratgeber, die Ihnen helfen wollen, diese zu verbessern. Ich halte nicht viel davon, denn: Schlagfertigkeit offenbart sich in ihrer Tendenz bereits mit dem Namen: Sie bedeutet, dass ihr Besitzer lernt, Schläge auszuteilen. Genau das aber hat mit Aggressivität zu tun und ist daher nicht Bestandteil sozialer Kompetenz (→Kap. 4.10 »Ärger und Wut: ...«).

Schlagfertigkeit hilft Ihnen daher nicht, mit Ihrem Ärger angemessen und »erwachsen« umgehen zu lernen.

Mit einem hohen Erregungszustand, wie er in Konflikten häufig ist, werden Ihre Ideen ohnehin eher blockiert, sodass Sie leicht in der Gefahr sind, immer und immer wieder aus der Situation als »VerliererIn« herauszugehen. Und wenn Sie wieder ruhiger sind, fallen Ihnen etliche zündende Antworten ein, die Sie hätten geben können. Und wieder ärgern Sie sich über sich. Unnötig.

Und genau darum geht es bei Schlagfertigkeit: um ein Kräftemessen, einen Kampf, bei dem es SiegerInnen und VerliererInnen gibt. Auch das ist eben nicht Sinn bei dem sozial kompetenten Umgang mit den Menschen.

Wenn Ihnen Wettkämpfe etwas bedeuten, dann machen Sie Wettrennen oder Ähnliches, aber agieren Sie dies nicht im zwischenmenschlichen Alltag aus.

Aber zurück zur Szene 11:

Sie wissen ja nun, dass in einer solchen Situation aufkeimender Ärger eine *angemessene* emotionale Reaktion sein kann (→Kap. 4.10 »Ärger und Wut: ...«).
Die Hinweise, doch über dem Ganzen stehen zu sollen, souverän bleiben zu sollen, weil »der Klügere nachgibt«, sind gut gemeint, aber in dieser Form oft psychologisch unsinnig. Denn diese Hinweise verführen uns dazu zu schweigen, uns zurückzunehmen und unser berechtigtes Anliegen zu unterdrücken. Eine angemessenere Bewältigung finden Sie bei Szene 3. Es gibt, wie erwähnt, Lebenslagen, in denen wir ganz natürlich mit Ärger reagieren, und dann tun wir gut daran, dieses Gefühl zu akzeptieren und näher kennenzulernen.

Nun überlegen Sie sich Ihre zwei bis drei wichtigsten Verhaltens- bzw. Lernziele, Ihre SUDs, warten auf eine ÜbungspartnerIn, die das »üble« Gegenüber spielt (in der Einzeltherapie ist das Ihre TherapeutIn), und machen das Rollenspiel. Viel Glück!
Da es sich um eine reine Rollenspielerfahrung handelt, sollten Sie versuchen, auf jeden Fall die Szene so zu gestalten, dass es heiß hergeht, dass Ihre Übungspartne-

rIn Sie gut mit Attacken konfrontiert, sodass Sie weiter lernen können, mit unangenehmen Leuten umzugehen. Sie können die Szene staffeln nach Schwierigkeit. Manchmal fürchten sich die ÜbungspartnerInnen vor dieser Rolle (»Die anderen könnten meinen, ich bin wirklich so mies« oder »Ich tue dem anderen doch weh, wenn ich gemein werde«). Eine Hilfe ist, wenn die Übende Vorschläge zum Verhalten der PartnerIn macht, um sich ärgern zu können; wenn Sie sich klarmachen, dass Sie eine Hilfe darstellen, wenn Sie so richtig loslegen; wenn Sie es akzeptieren, dass wir alle auch ein Teufelchen ins uns haben, das spielen will ....

Aktion
Nun wenden Sie die goldene Regel an – erst Sie selbst, dann die anderen Gruppenmitglieder oder die TherapeutIn.

Aktion
Wie fühlen Sie sich jetzt?
Aufgeregt? Erleichtert? Froh? Überrascht? Neugierig? Beschwingt? Verwirrt? ...?

Die Szene 11 in der Realität

Diese Szene ist nur im Rollenspiel durchzuführen. Ich müsste Sie sonst ja bitten, so oft eine mehrstündige Reise mit reserviertem Platz anzutreten, bis Sie endlich das Glück haben, auf eine renitente Person zu stoßen.

Folgende Abschnitte bereiten die nächste Szene vor.

Die zwei Ebenen der Kommunikation

Wann immer Sie sich mit einem oder mehreren Menschen in einer gemeinsamen Situation befinden, sind zwei Ebenen gegeben:

- Die Sachebene
- Die Beziehungsebene

Bei der Sachebene geht es um die Angelegenheit, die Sache. Zum Beispiel ist die »Sache« bei der Szene 1 die Suche nach einer Straße. Die »Sache« bei Szene 4 ist das Angebot einer Straßenwerbung, die Sie nicht annehmen wollen.

In diesen Situationen ist die *Beziehung* zum jeweiligen Gegenüber von geringerer Bedeutung: Es handelt sich um einen fremden Menschen, und die Lösung des Sachproblems kann auf dieser Ebene konzentriert bleiben. In den bisherigen Szenen wurde deshalb die selbstsichere Bewältigung der Angelegenheit, also der Sache, in den Fokus genommen. Es war ausreichend, dass Sie sich Ihrer Gefühle, auch Ihrer Gefühle zum Gegenüber, bewusst waren.

Nur zur Erinnerung: Sie wissen, dass diese Gefühle immer da sind, in jedweder Situation. Zum Beispiel habe ich Sie bei der Szene 1 gebeten, die Übung zunächst nur mit »leichten« Übungspartnern auf der Straße durchzuführen. Das sind Personen, die bei Ihnen eher positive Gefühle erzeugen wie Sympathie, Zutrauen, Sicherheit.

Auf der Beziehungsebene treten die Gefühle, die die Menschen gerade (allgemein und aufeinander bezogen) empfinden, in den Fokus.

Wenn Sie diese Ebene ausdrücklich mit Worten einbeziehen, *dann sprechen Sie diese Gefühle an,* anstatt sie lediglich indirekt zu zeigen und vor sich selbst bewusst zu machen. Und sobald Sie einem anderen Menschen Ihre Gefühle und inneren Erlebnisse mitteilen, *stellen Sie Beziehung her und damit (emotionale) Nähe* (»Beziehung« bitte nicht verwechseln mit dem modern gewordenen Wort Beziehung für eine Partnerschaft). Und dabei spielt es keine Rolle, ob Sie positive oder negative Gefühle ansprechen. Denn emotionale Nähe bedeutet nicht allein positiv gefärbte Nähe! Ich trete auch mit der Mitteilung von einem negativen Gefühl (»Deine Kritik verletzt mich«; »Es macht mich traurig, wenn du so selten anrufst«) dem anderen nahe.

Anders ausgedrückt: Indem Sie über Ihr Gefühl sprechen, äußern Sie eine sogenannte *Ich-Botschaft*[4].

Es kann sein, dass Sie in Psychologieratgebern die Aufforderung finden, Ihre Gefühle auszudrücken. Das ist so zu global, zu allgemein. Es ist im Gegenteil wenig sinnvoll, immer und überall die Gefühle anzusprechen und damit ausdrücklich die Beziehung zum Gegenüber zu betonen. Es ist vielmehr entscheidend, was Sie jeweils mit bzw. von dem anderen Menschen wollen und in welcher Beziehung Sie bereits stehen.

Ich will dies am Beispiel der Szene 1 verdeutlichen. Würden Sie hier neben dem Sachaspekt auch die Beziehung ausdrücklich ansprechen wollen, würde sich das

---

4 Dieses meiner Meinung nach etwas schwer verdauliche Wort ist in der psychologischen Fachliteratur oft anzutreffen. Ich erwähne es, weil ich möchte, dass Sie wissen, was es bedeutet. Ich spreche lieber über »Gefühlsmitteilung« oder »Gefühlsäußerung«.

eventuell so anhören: »Guten Tag, ich suche die xy-Straße. Ich spreche gerade Sie an, weil ich Sie sehr sympathisch finde. Sie geben mir ein Gefühl von Zutrauen und Sicherheit, und ich spüre Zuneigung zu Ihnen.« Nachdem Sie die Information erhalten haben, sagen Sie: »Vielen Dank; ich fühle mich zum einen sehr erleichtert, weil ich jetzt weiß, wo die xy-Straße ist. Ich fühle aber auch Ihnen gegenüber Dankbarkeit, und meine Sympathie vertieft sich gerade.«

Wie fühlen Sie sich, wenn Sie das lesen? Sehr wahrscheinlich amüsiert, weil Sie spüren, dass ein solches Vorgehen unangemessen wäre.

Ich versuche damit, verständlich zu machen, dass es Situationen gibt, in denen eine ausdrückliche Beziehungssprache nicht nötig, nicht zielführend, ja sogar eher verwirrend ist für das Gegenüber.

Es könnte aber natürlich sein, dass Sie in die Beziehung treten *wollen*, weil Ihnen der attraktive Mann, die attraktive Frau gefällt und Sie Bekanntschaft schließen möchten. Dann wäre es eventuell sinnvoll zu sagen: »Guten Tag, ich suche die xy-Straße. Außerdem gefallen Sie mir ...« Im Sinne von »Frechheit siegt« könnten Sie damit sogar erfolgreich sein. Ich weise nur zur Sicherheit darauf hin, dass Sie damit aber in der Angsthierarchie nicht mehr bei Szene 1, sondern bei der Szene 30 oder höher wären!

Ein weiteres Beispiel: Bei der Szene 11 könnten Sie in die Forderung, den Sitzplatz frei zu machen, auch Äußerungen einbauen wie: »Ich ärgere mich über Ihr Verhalten« oder »Sie enttäuschen mich zutiefst«. Sie wollen aber nicht in Beziehung zu dem unangenehmen Menschen treten, sondern auf Ihrem Sitzplatz sitzen. So ist es eben nicht sinnvoll, Ihre Gefühle direkt und explizit mitzuteilen, sondern lediglich, wie bei der Übung besprochen, auf der sachlichen Äußerung der Forderung, sprich, der Sachebene, zu bleiben.

Der *indirekte Ausdruck Ihrer Gefühle* findet gleichwohl statt, Sie erinnern sich: Bei Szene 1 lächeln Sie oder schauen ernst, je nach Gefühl, etc. Bei Szene 11 werden Sie lauter etc.

Wir halten fest: Auf die Beziehung Bezug zu nehmen, also *Gefühle direkt an- und auszusprechen*, ist sinnvoll, wenn Sie

- ohnehin bereits mit der Person in einer Beziehung stehen (FreundInnen, Bekannte, KollegInnen, PartnerInnen) oder
- wenn Sie eine emotionale Nähe herstellen wollen oder
- wenn die Gefühle zu der anderen Person eine solch große Rolle spielen, dass die Sachebene davon beeinflusst ist (z. B. eine konfliktreiche Arbeitsplatzsituation).

Ansonsten konzentrieren Sie sich, wie Sie es bisher gelernt haben, auf die Sachebene.

Ein weiterer Aspekt spielt bei der Beziehungsebene eine Rolle: Wie ich oben geschrieben habe, stehen die Gefühle *beider/aller Beteiligter* im Fokus. Sie stellen Beziehung her, indem Sie über sich und Ihre Gefühle sprechen, Sie stellen Beziehung jedoch zudem her und/oder halten sie aufrecht, *wenn Sie die Gefühle des anderen erfahren wollen, indem Sie sie erfragen und wiederholt aufgreifen.*

Bei der folgenden Szene 12 können Sie erstmals hier im TSK eine direkte Mitteilung über Ihre Gefühle üben, und Sie lernen, *positive* Gefühle mitzuteilen, weil Sie mit einer sympathischen Person in Beziehung treten wollen. Des Weiteren lernen Sie, wie Sie deutlich machen können, dass Sie sich für die Gefühle und die Befindlichkeit der anderen Person interessieren. Es ist die erste Kontaktszene in diesem Training.

Zum Kontaktverständnis, zur Kontaktaufnahme und zur Kontaktaufrechterhaltung erhalten Sie hier im Anschluss noch mehr Informationen.

Kontakt

Zum Begriff

Sie wissen, dass die vier Hauptbereiche zwischenmenschlichen Geschehens die folgenden sind:

- Öffentliche Beachtung und mögliche Fehlschläge ÖB/FE
- Kontaktsituationen KO
- Forderungssituationen FO
- Abgrenzungssituationen N

Bisher ging es in diesem Training noch nicht um Kontaktsituationen. Darunter sollen hier alle die Situationen verstanden werden, in denen Menschen miteinander in persönlichen Kontakt kommen, in denen also der Beziehungsaspekt die Hauptrolle spielt.

Kontakt mit anderen Menschen ist dann gegeben, wenn Sie miteinander reden und sich dabei über Ihre persönlichen Gedanken, Erfahrungen und Gefühle austauschen, wenn Sie also explizit in Beziehung treten, aber auch, wenn Sie miteinander tanzen oder wandern oder einfach schweigend beisammen sind und nur hin und wieder Worte wechseln. Die Befindlichkeit dabei ist idealerweise entspannt, ruhig, wohlwollend und beruht auf Interesse füreinander.

Ein Kontakt im Sinne dieses Trainings ist also dann gegeben, wenn Sie sich in einer als *positiv erlebten Beziehung* zum anderen befinden, auch wenn diese nur kurz und vorübergehend ist.

Ein weitverbreiteter Irrtum ist, dass ein Kontakt zu einem anderen Menschen nur dann lohnend ist, wenn ein Gespräch über ein Thema geführt wird, das spannend oder tiefsinnig ist oder etwas Besonderes beinhaltet. Nicht selten entsteht in solchen Gesprächen überhaupt nichts von dem, was wir hier unter Kontakt verstehen. Oft ist es eher so, dass eine Person die andere mit Wissen und Kenntnisreichtum zutextet, ohne sich auch nur im Geringsten für das Gegenüber als Person zu interessieren. Diese dient nur als BeifallklatscherIn.

Das Reden über das Wetter, der sogenannte »Small Talk«, wird dann gerne als »Bla Bla« oder einfallsloses Gerede, das man sich schenken kann, abgewertet.

Dabei sind gerade diese Themen ideal geeignet, den eigentlichen Kontakt herzustellen; sie eignen sich durchaus auch, diesen aufrechtzuerhalten. Oft entstehen sehr intensive Gespräche über die Einstiegsthemen Wetter, Umgebung und dergleichen. Wie ich schon andeutete: Die Sachebene tritt hinter die Beziehungsebene zurück. Oft bleibt es auch bei den »oberflächlichen« Themen.

Sie haben sicher selbst schon erlebt, wie ein solcher Kontakt zu Gefühlen der Ruhe, des Vergnügens oder einer Erleichterung führen kann. Der »Draht«, die Nähe, das Wohlwollen, der persönliche Austausch sind die Wirkfaktoren beim Kontakt, nicht die Brillanz der Thematik. Ein »brillanter« Dauerredner, der sein Gegenüber wie oben beschrieben zu seiner persönlichen Bewunderung missbraucht, hinterlässt selten solche guten Gefühle. Es entstehen eher Gefühle von Langeweile, Enttäuschung und Abneigung gegen den »Schwätzer«, die »Schwätzerin«.

Kontakte gelingen nur, wenn sich Ihr Gegenüber auch bereit ist, in Kontakt zu treten. Die Kompetenzen, die Sie lernen, um den Kontakt im Gespräch zu eröffnen und zu halten, erhöhen die Wahrscheinlichkeit, dass Ihr Gegenüber diese Bereitschaft findet, sichert sie aber nicht. Ihr Gegenüber kann so in eigene Gedanken verstrickt oder so in Eile sein, dass ein längerer Kontakt nicht möglich ist. Zum gelungenen Kontakt gehören zwei Personen.

Zur Aufnahme des Gesprächskontaktes

Wie erwähnt, können Sie mit einfachen Fragen, den sogenannten »Eisbrecherfragen«, in den Kontakt kommen. Zum Beispiel ist die Frage nach einer Straße, nach einem Gebäude und dergleichen ein guter Einstieg. Der Unterschied zur Übung 1, bei der Sie ja auch nach einer Straße fragen, ist jedoch hier die Betonung des emotionalen Aspekts. Sie wollen nicht vorwiegend eine sachliche Lösung, sondern Sie benützen den Sachaspekt zum Einstieg in den Kontakt. Sie können aber auch gleich in Beziehung treten, indem Sie auf etwas Bezug nehmen, das Ihnen beim Gegenüber auffällt bzw. gefällt. Das wird Ihnen in der Szene 12 gezeigt.

Kontakt aufrechterhalten

Sie erinnern sich, dass Beziehung gestaltet werden kann, indem Sie sich für die Gefühle und Befindlichkeit des Gegenübers interessieren. Dieses Interesse können Sie verdeutlichen und ausdrücken, indem Sie

- direkt fragen,
- verstärken durch Ausredenlassen, Nicken, Zustimmen (natürlich nur, wenn es Ihrer eigenen Befindlichkeit entspricht),
- nachfragen und
- das Gesagte kurz wiederholen (»Sie gehen auch gerne in Museen …«).

Das Wiederholen des Gesagten nennt man übrigens Verbalisieren oder auch Paraphrasieren – es ist eine wichtige Kompetenz bei allen Formen von Beziehungsgestaltungen, bis hin zu Konfliktgesprächen und Beziehungsklärungen in der Paartherapie.

4.12 Szene 12: Der erste Gesprächskontakt KO

Ich bin in einem Park, in einem Wartezimmer, in der Straßen- oder U-Bahn …
Ich sehe eine Person, die etwas bei sich oder an sich hat, was mir gefällt, etwa ein Baby, einen Hund, ein Handy, einen Laptop, ein gutes Parfüm, ein schickes Kleid. Zudem scheint mir dieser Mensch sympathisch zu sein.

Ich habe Zeit und bin in Plauderlaune. Ich möchte mit dieser Person in Kontakt kommen (in einen kurzen Kontakt kommen, da es die erste Szene aus diesem Bereich ist!).
Ich setze mich neben diese Person, wende mich ihr zu und sage ihr, was mir an ihr gefällt. Oder ich entdecke etwas an ihr, zu dem ich sie etwas fragen kann, z. B. eine große Einkaufstüte, einen Stadtplan. Dann stelle ich eine persönliche Frage dazu.
Wenn sie auf mich eingeht, sprich, wenn sie auch gesprächsbereit ist, rede ich noch etwas weiter mit ihr.

Ihre TherapeutIn zeigt Ihnen nun die Übung.

Aktion

Zur Unterstützung finden Sie hier Vorschläge für Ihre Lernziele (Verhaltensziele). Suchen Sie aber auf jeden Fall zunächst selbst.

Verhalten	Gedanken	Körperreaktionen
■ Ich gehe direkt auf die Person zu. ■ Ich schaue sie direkt an (Blickkontakt). ■ Ich entschuldige mich nicht, sondern grüße. ■ Ich halte mich aufrecht. ■ Ich hebe den Kopf. ■ Ich passe meinen Gesichtsausdruck meiner Gemütsverfassung (Plauderlaune und Gefühle der Sympathie) an: Ich lächle. ■ Ich spreche mein Gefallen direkt an: »Ich mag diesen kleinen Hund.« ■ Ich höre aufmerksam zu. ■ Ich nicke, signalisiere mein Interesse. ■ Ich frage eventuell weiter zur Person: »Haben Sie Spaß mit diesem Tier?« ■ Ich verabschiede mich freundlich.	■ Ich zeige mich. ■ Nur wenn sich die Menschen anschauen, ist ein Austausch möglich. ■ Ich lade keine Schuld auf mich, wenn ich mich zu jemandem setze. ■ Ich kann mich zeigen. ■ Ich kann mit meinem Gesicht auch zeigen, dass ich diese Person sympathisch finde; wenn ich lächle, versteht sie das besser. ■ Ich kann meine Gefühle direkt äußern; so werde ich besser verstanden. ■ Ich zeige Respekt und Wertschätzung. ■ Ich zeige mein Interesse an der Person. ■ Ich trete in die Beziehung und zeige mein Interesse an dem Erleben des anderen.	■ Ich weiß, dass ich die sogenannten »autonomen« Körperreaktionen nicht direkt beeinflussen kann.

Welche (neuen) Erfahrungen kann Ihnen diese Begegnung bringen?
Hier haben wir eine typische Kontaktsituation. Das Wichtige ist hier nicht eine Sache, sondern die Betonung des persönlichen Austauschs (zu einer Sache). Sie sprechen Ihre Gefühle an, Sie zeigen Ihr Interesse an der Person, Sie stellen emotionale und persönliche Nähe her.
Sie merken sicher, wie wichtig es ist, dass Sie wirklich in freundlicher und offener Stimmung sein sollten und wirklich Sympathie für die andere Person empfinden sollten, denn Sie sollen sich in keinem Fall verleugnen.

Nun überlegen Sie sich Ihre zwei bis drei wichtigsten Verhaltens- bzw. Lernziele, Ihre SUDs, warten auf eine ÜbungspartnerIn (in der Einzeltherapie ist das Ihre TherapeutIn) und machen das Rollenspiel. Viel Glück!

Aktion
Nun wenden Sie die goldene Regel an – erst Sie selbst, dann die anderen Gruppenmitglieder oder die TherapeutIn.

Aktion
Wie fühlen Sie sich jetzt?

Die Szene 12 in der Realität

Bitte probieren Sie jetzt die Szene draußen aus.

Üben Sie wieder erst mit einer »leichten« Person, also einer Person, die noch wenig Befangenheit oder Ängstlichkeit auslöst. Wählen Sie noch nicht die TraumpartnerIn zum Üben.

Ein- bis maximal zweimal Ausprobieren ist okay.

Notieren Sie Folgendes:

Meine zwei bis drei Lernziele:

Kurze Beschreibung des Ablaufs:

Wie habe ich die goldene Regel angewendet und wie habe ich mich gefühlt?

Folgender Abschnitt bereitet die nächste Szene vor.

In der folgenden Szene handelt es sich um eine Situation mit einer Person, mit der Sie schon in Beziehung stehen. Diese Beziehung sollte persönlich sein, nicht eine rein sachlich-geschäftsmäßige Beziehung. Sie teilen *negativ erlebte Gefühle* wie Druck, Bedrängnis oder Einengung mit.

In dieser Szene lernen Sie erstmals in diesem Training, wie ein Konflikt mit einer Person auf der *Beziehungsebene* aufgelöst werden kann.

Am Anfang des Buches habe ich Ihnen gesagt, dass wir meistens einen »Strauß von Gefühlen« haben. Dies ist gerade in einer nahen Beziehung ein häufiger Fall: Einerseits haben Sie Gefühle der Zuneigung, Nähe, Liebe, andererseits Gefühle des Ärgers oder, wie im Fall der Szene 13, situative Gefühle der Störung, Gereiztheit. Das heißt:

Positive und negative Gefühle können sehr oft zu ein und derselben Person gleichzeitig da sein.

Übrigens: Oft ist es auch so, dass situativ die negativen Gefühle so dominieren, dass die eigentlichen positiven gerade nicht spürbar sind. Erschrecken Sie nicht davor; das ist ganz natürlich. Manchmal ärgern Sie sich beispielsweise höllisch über den eigentlich geliebten Menschen.

In die folgende Übung ist zudem noch ein weiterer Aspekt eingebaut: Es werden drei Personen anwesend sein; zwei haben die Auseinandersetzung, und die dritte Person ist mit im Raum. Es haben nun *alle drei ihre Lernziele*, was bei der Durchführung bedacht werden sollte. Aus Gründen der Übersichtlichkeit habe ich darauf verzichtet, für alle drei Personen die Lernziele explizit aufzuführen. Sie sollten aber bekannt sein!?

4.13 Szene 13: Eine Störung

N/KO

Ich sitze zu Hause oder im Büro an einer Arbeit, die meine Konzentration erfordert, z. B. an der Steuererklärung oder der Installation eines neuen PC. Oder ich lese konzentriert ein Buch, das mir viel bedeutet. Im einen Fall *muss* ich etwas tun, im anderen Fall *will* ich etwas tun.
Bei mir im Raum sitzt noch jemand und ist auch beschäftigt, etwa eine KollegIn oder (zu Hause) eine PartnerIn.
Eine Person, die mir nahesteht oder mir viel bedeutet, kommt zu mir in den Raum. Das kann eine KollegIn, eine PartnerIn oder eine FreundIn (zu Hause) sein. Sie sagt, sie brauche kurz meine Hilfe oder wolle mit mir einen Kaffee trinken, plaudern, spazieren gehen oder etwas besprechen.
Es ist eindeutig, dass sie nicht in Not ist und mich nicht jetzt sofort dringend braucht.

Ich mag diesen Menschen und fühle mich ihm eventuell nah. Aber jetzt stört er mich, und ich will mich nicht von meinem Vorhaben abbringen lassen.
Ich antworte, indem ich beides mitteile, die Nähe und den aktuellen Wunsch nach Abgrenzung. Ich sage vielleicht: »Ich sehe, dass du eine Antwort brauchst; ich sehe aber auch, dass mich das längere Zeit beanspruchen wird«; »Ich freue mich, dass du fragst«; »Am liebsten würde ich sofort mitmachen, weil ich mit dir so gerne zusammen bin. Aber jetzt fühle ich mich gestört; ich will weiterarbeiten. Das habe ich mir fest vorgenommen, und da möchte ich nicht aufhören. Wie sieht es in zwei Stunden aus, heute Abend, morgen …?«
Die Person, die das Nein erhält, nimmt dieses an.
Die anwesende dritte Person mischt sich nicht ein, lässt die beiden das Problem untereinander lösen.

Ihre TherapeutIn zeigt Ihnen nun die Übung.

Aktion

Zur Unterstützung finden Sie hier Vorschläge für Ihre Lernziele (Verhaltensziele). Suchen Sie aber auf jeden Fall zunächst selbst:

Verhalten	Gedanken	Körperreaktionen
■ Ich schaue die Person direkt an (Blickkontakt). ■ Ich entschuldige mich nicht, und ich rechtfertige mich auch nicht. ■ Ich spreche meine Gefühle an, sowohl die der Zuneigung als auch die der Abgrenzung. ■ Ich spreche mein Bedürfnis nach Abgrenzung klar aus, ohne Umschweife. ■ Ich bleibe bei meinem Vorhaben, zu arbeiten. ■ Ich biete Alternativen an. ■ Ich halte die Begegnung bewusst kurz.	■ Nur wenn sich die Menschen anschauen, ist ein Austausch möglich. ■ Ich lade keine Schuld auf mich, wenn ich mich für mich und mein momentanes Anliegen entscheide. ■ In einer Beziehung ist beides gleichzeitig möglich: Zuneigung und aktueller Abgrenzungswunsch. ■ Ich weiß, dass ich mit einem solchen Verhalten die Beziehung eher festige als belaste. ■ Ich lerne, bei mir zu bleiben, auch bei Menschen, die ich sehr mag. ■ Ich kann zu anderen Zeiten den Wunsch des anderen nach Antwort, Hilfe oder Kontakt erfüllen. ■ Wenn ich lang rede, bin ich nicht mehr eindeutig; wenn ich lang rede, bin ich in der Gefahr, meine etwaigen Schuldgefühle zu bedienen.	■ Ich weiß, dass ich die sogenannten »autonomen« Körperreaktionen nicht direkt beeinflussen kann.

Welche (neuen) Erfahrungen kann Ihnen diese Szene bringen?

Hier stehen die Beteiligten in einem (Interessen-)*Konflikt*. Sie wollen Ihre Aktivität fortsetzen, und Ihre KollegIn/PartnerIn/FreundIn möchte Unterstützung von Ihnen oder Kontakt mit Ihnen. Würden Sie sich stören lassen, würden Sie sich selbst nicht gerecht (vorausgesetzt, Sie wollen die Tätigkeit wirklich fortsetzen). Sie würden bei diesem Verhalten im Extremfall versuchen, es allen recht zu machen, und müssten »sich zerteilen«, wie der Volksmund so schön sagt; dies geht nicht. Viele unsichere Menschen versuchen aber genau dies und stehen unter Dauerspannung.

Das Hauptproblem bei dieser Szene dürfte in den meisten Fällen Angst vor Ablehnung durch den anderen Menschen und ein Schuldgefühl sein. »Ich darf doch nicht die Wünsche und Bedürfnisse eines Menschen, der mir wichtig ist, ignorieren und so seine Erwartungen enttäuschen. Er könnte das übelnehmen und mich nicht mehr mögen, mich vielleicht sogar verlassen.«

Ich versichere Ihnen, dass das Gegenteil der Fall ist. Menschen, die in Beziehungen immer nachgiebig sind und die eigenen Wünsche und Bedürfnisse hintanstellen, sind zwar manchmal durchaus bequem, werden aber längerfristig unglaubwürdig, langweilig und werden eher verlassen als solche, die ihre Konturen zeigen können.

Das liegt daran, dass ein Mensch, der nie die eigenen Wünsche und Bedürfnisse vertritt, nicht mehr authentisch ist. Es gibt ihn nicht, den allseits lieben und bedürfnislosen Menschen.

Sollten Sie nun aber sagen, dass Sie tatsächlich in Ihrer Partnerschaft oder Freundschaft keine eigenen Wünsche fühlen, dann sind Sie entweder gerade frisch verliebt, oder Sie haben lange geübt, Ihre Bedürfnisse nicht mehr zu spüren. Da wäre nun ein eingehendes therapeutisches Gespräch sinnvoll.

Sie lernen nun, dass in einer sozialen Situation mit einem nahestehenden Menschen beide Ebenen wichtig sind: die *Sachebene* (Ihre momentane Tätigkeit) und die *Beziehungsebene* (Ihre Gefühle zu der aktuell störenden Person). Beides kann angesprochen werden. Das heißt nicht, dass Sie das immer so machen müssen. In einer guten Beziehung können Sie auch einfach sagen: »Stör mich bitte nicht; ich arbeite gerade.«

Aber es gibt zwei Gründe, die Szene einmal so durchzuspielen, wie hier vorgegeben: Zum einen sollten Sie es einfach beherrschen, beide Ebenen anzusprechen; zum anderen gibt es nicht wenig Menschen, die gerade in nahen Beziehungen Abgrenzungsprobleme haben. Für sie ist diese Szene besonders wichtig.

Die Voraussetzung für die Gestaltung der Szene, wie Sie sie hier vorfinden, soll eindeutig sein: Sie sollen fühlen, dass Sie trotz Zuneigung das Bedürfnis haben, bei Ihrer Aktivität zu bleiben. Und ich bitte Sie, darauf zu achten, dass Sie auch hier immer authentisch bleiben sollen:

Sollten Sie heilfroh sein, dass Sie jemand von der Steuererklärung weglockt, und sollten Sie sicher sein, dass Sie nicht in Zeitdruck geraten, geben Sie mit Freuden nach. Ihr Wunsch und Ihr Bedürfnis sind die Grundlage für Ihre Reaktion!

Noch ein Hinweis: Ziehen Sie die Kommunikation nicht zu lange hin. Zum einen werden Sie unglaubwürdig, wenn Sie eine ganze Rede vom Stapel lassen. Zum anderen besteht die Gefahr, dass Sie Ihre möglichen Schuldgefühle damit weg-

reden wollen (man redet so lange, bis der andere mit guten Gefühlen die Absolution erteilt).
Es ist sehr wichtig, dass Sie auch in einer guten Beziehung einmal für sich sein und die Erwartungen des anderen enttäuschen können. Und die »störende« Person kann erleben, dass ein Nein auch in einer nahen Beziehung keine Bedrohung dieser Beziehung ist. Und schließlich die anwesende dritte Person kann erleben, dass sie nicht die Probleme anderer ohne Not lösen helfen muss.
Dies passiert nicht selten bei unsicheren Menschen: Sie fühlen sich bei Konflikten schnell aufgerufen, sich einzuschalten; etwa mit Äußerungen wie: »Kann ich vielleicht helfen?« oder »Soll ich schnell rausgehen?« oder »Komm, so lange dauert das doch nicht; du kannst den anderen doch jetzt nicht stehen lassen« ...

Nun überlegen Sie sich Ihre zwei bis drei wichtigsten Verhaltens- bzw. Lernziele, Ihre SUDs, warten auf eine ÜbungspartnerIn (in der Einzeltherapie ist das Ihre TherapeutIn), und machen das Rollenspiel. Viel Glück!

Aktion
Nun wenden Sie die goldene Regel an – erst Sie selbst, dann die anderen Gruppenmitglieder oder die TherapeutIn.

Aktion
Wie fühlen Sie sich jetzt?
Aufgeregt? Erleichtert? Froh? Überrascht? Neugierig? Beschwingt? Verwirrt? ...?

Die Szene 13 in der Realität

Denken Sie einmal darüber nach, ob Sie jemanden kennen, mit dem Sie diese Szene ausprobieren können.

Entweder schickt Ihnen das Schicksal eine solche Szene, oder Sie bitten (nach gründlicher Vorbereitung) jemanden aus Ihrer näheren Umgebung, der sich einmal mit Ihnen auf das Durchspielen einer solchen Situation einlässt. Das ist dann zwar auch ein Rollenspiel und noch keine »echte« Situation, aber die ÜbungspartnerIn wäre schon einmal real.

Sollten Sie zur Realitätstestung kommen, dann notieren Sie Folgendes:

Meine zwei bis drei Lernziele:

Kurze Beschreibung des Ablaufs:

Wie habe ich die goldene Regel angewendet und wie habe ich mich gefühlt?

4.14 Geschafft! Belohnung für die erste Etappe

Gratulation! Sie haben die erste Etappe geschafft und die Basisübungen abgeschlossen! Mit diesen haben Sie nun die wesentlichen sozialen Kompetenzen im Umgang mit anderen Menschen kennengelernt. Zudem haben Sie eine Menge erfahren, wie Sie Ihre Grundannahmen, Ihre inneren Dialoge und Ihre Gefühle wahrnehmen können, und Sie haben gelernt, dass diese inneren Vorgänge beeinflussbar sind.

In der Folge finden Sie Vertiefungsübungen. Das Gelernte kann in schwierigeren Situationen vertieft werden. Ihre TherapeutIn wird mit Ihnen klären, wie Sie nun fortfahren. Eventuell wird sie eine Zwischenmessung mit Ihnen machen.

Oft sind diese Vertiefungsübungen wichtig, um die Ängste, die im Verlauf der Basisübungen vielleicht erst deutlich geworden sind, durch weitere Konfrontation abzubauen.

Sie werden nun auch einige Veränderungen der Szenenpräsentation in diesem Manual finden. Vieles ist Ihnen so vertraut, dass Sie es selbst finden können, z. B. die Zielformulierung bei den einzelnen Szenen. Zudem werden Ihnen ab jetzt mehr Varianten angeboten, was die Wahl der ÜbungspartnerInnen anbelangt, die Dauer der Szene usw.

Sie sind aufgerufen, die Szene entweder so zu gestalten, dass Sie eine Variante wählen, die Sie herausfordert, aber nicht *über*fordert. Oder: Sie probieren in einer Szene mehrere Varianten aus: eine leichtere, eine mittlere und eine schwierige. Bei der Entscheidung sind Ihnen wieder die bekannten SUDs behilflich: Ein Angst- bzw. Erregungslevel von 40 bis maximal 50 ist ideal zum Lernen.

Es ist auch möglich und sinnvoll, aus einer Szene zwei Übungen zu machen: eine mit Betonung des Beziehungsaspekts, eine ohne. Auch die Zahl der Wiederholungen der Szene in der Realität bleibt ab jetzt Ihnen überlassen.

Aber vorher haben Sie eine Belohnung verdient: Sie haben bei der Beschäftigung mit diesem Training viel um Ihr Wohlergehen gerungen und viel für sich getan! Die erste Etappe ist erreicht, und Sie sollten sich dafür etwas gönnen.

Aus den Ausführungen zur goldenen Regel wissen Sie, wie wichtig es ist, sich selbst Anerkennung und Wertschätzung zukommen zu lassen. Ganz konkret hat dies bisher bedeutet, sich für die großen und kleinen Fortschritte positive Rückmeldung zu geben. Es dürfen aber auch materielle Dinge und Unternehmungen sein, um sich eine Freude zu machen. Sie haben es verdient, Freude zu haben, sich Freude zu geben.

Vielleicht haben Sie schon immer mal in die Pinakothek der Moderne gehen wollen, sich einen roten Schal, einen speziellen Krimi oder wieder einmal eine Currywurst kaufen wollen. Vielleicht haben Sie irgendeine Idee, die nichts kostet, etwas, was Sie schon immer unternehmen wollten ... Wichtig ist, dass Sie nichts besorgen oder unternehmen, was Sie ohnehin vorhaben oder gar müssen.

Also, Sie sollten sich jetzt nicht die Äpfel für morgen kaufen und sie als Belohnung verbuchen, damit das erledigt ist. Bitte suchen Sie etwas aus, was für Sie außergewöhnlich ist, speziell für die Belohnung verwendet wird und Ihnen Freude bereitet.

Bitte notieren Sie hier das Ergebnis Ihrer Überlegungen und das Datum der Umsetzung:

KAPITEL 5

Die Aufbauübungen

5.1 Szene 14: Vertiefte Achtsamkeit bei anderen

KO

Ich schlendere durch die Stadt, sitze in einer U-Bahn, im Zug, in einem Café.

Ich will mich mit meinen Mitmenschen befassen, ähnlich wie bei der Szene 6 »Achtsamkeit bei anderen«.
Ich beobachte meine Mitmenschen und wende dabei die mir inzwischen vertraute Achtsamkeit an. Diesmal achte ich auch auf die Augen der Menschen. Wenn sich unsere Blicke treffen, weiche ich nicht sofort aus, sondern halte den Blickkontakt kurz (etwa eine Sekunde).

Hier sind nur noch ergänzende Vorschläge. Das meiste wissen Sie schon. Ich bitte Sie, diese Lernziele gemeinsam zu sammeln:

Verhalten	Gedanken	Körperreaktionen
■ Ich halte den Blickkontakt nur kurz. ■ Ich lasse ruhig die Augen wandern.		

Welche (neuen) Erfahrungen kann Ihnen diese Begegnung bringen?
Unsichere Menschen meiden den Blickkontakt mit anderen zu oft oder zu schnell.
Mit der Szene 6 »Achtsamkeit bei anderen« haben Sie schon gute Erfahrungen mit den Menschen um Sie herum machen können. Nun üben Sie, den Blicken nicht auszuweichen.

Bedenken Sie aber, dass Sie mit Ihrem Blick nonverbal, also ohne Worte, viel mitteilen, wenn Sie ihn länger als eine Sekunde halten. Ihr Gegenüber glaubt dann, dass Sie etwas von ihm wollen, und interpretiert dies je nach eigener Sicherheit und Persönlichkeit. So können (nicht uninteressante) Missverständnisse auftreten.
Diese Szene 14 eignet sich auch nicht als Rollenspiel im engeren Sinn.
Wenn Sie eine Einzeltherapie machen, nehmen Sie sich die Erprobung alsbald für die Welt draußen vor.
Wenn Sie in einer Gruppentherapie sind, machen Sie bitte wieder eine gemeinsame Übung daraus: Bitte setzen Sie sich im Kreis zusammen und führen Sie diese Übung für 5 bis 10 Minuten miteinander durch.

Aktion
Verständigen Sie sich darüber, wie es Ihnen ergangen ist.

Die Szene 14 in der Realität

Bitte probieren Sie jetzt die Szene draußen aus.

Notieren Sie Folgendes:

Meine zwei bis drei Lernziele:

Kurze Beschreibung des Ablaufs:

Wie habe ich die goldene Regel angewendet und wie habe ich mich gefühlt?

5.2 Szene 15: Auffallen in der Öffentlichkeit

FE

Diese Szene müssen Sie vorbereiten.
Vielleicht haben Sie zu Hause im Schrank ein Kleidungsstück hängen, das Ihnen zwar gefällt, das Sie aber zu auffällig finden. Es ist vielleicht auffallend schick oder bunt oder groß oder eng.
Vielleicht gibt es einen Hut, den Sie sorgfältig im Schrank aufbewahren für den Fall, dass Sie sich einmal trauen sollten, ihn aufzusetzen. Dieses Teil ziehen Sie an, setzen es auf, wie auch immer. Oder Sie wählen eine große, auffallende Tasche, eine spezielle Krawatte, besondere Schuhe oder dergleichen.
Eine Variante: Sollten Sie zu phobischen Reaktionen neigen, dann haben Sie ja in den bisherigen Übungen schon viel im Umgang mit den begleitenden Körperreaktionen gelernt. Diese Szene bietet sich nun an als Übungsszene für alle, deren Schwerpunkt auf übermäßigem Schwitzen liegt.
Sie könnten ein Kleidungsstück auswählen, das Sie unter den Achseln anfeuchten oder Ihr Gesicht mit etwas Wasser ansprühen; je nachdem, was Ihnen peinlich ist. (Achten Sie auf die SUDs!)

Sie wollen Ihre Unabhängigkeit davon, was andere über Sie denken könnten, weiter verstärken.
Sie gehen, ausgestattet mit dem Objekt, das Ihnen peinlich ist, unter Menschen und spazieren im Sinne der Achtsamkeit und der achtsamen Bewältigung durch die Straßen.

Sammeln Sie Vorschläge für Lernziele. Es ist eine Szene aus dem Bereich der öffentlichen Beachtung und der Fehlschlagangst.

Verhalten	Gedanken	Körperreaktionen
		Ich weiß, dass ich die sogenannten »autonomen« Körperreaktionen nicht direkt beeinflussen kann.

Welche (neuen) Erfahrungen kann Ihnen diese Übung bringen?
Sie können sich zeigen, wie Sie sind, mit Dingen, die Ihnen gefallen. Allerdings ist eines sehr wichtig:

Wählen Sie *nichts Komisches:* Setzen Sie keine rote Pappnase auf, ziehen Sie Ihren Anzug nicht falsch herum an und dergleichen, führen Sie keine Banane an der Leine herum. Machen Sie also nichts, was allgemein als lächerlich empfunden wird.

Diese Idee entstammt einer als durchaus seriös angedachten Methode, die »shame attack« heißt (laut Wikipedia ein »Übungsklassiker« aus der Verhaltenstherapie). Mit ihrer Anwendung sollen Sie sich von Scham- und Peinlichkeitsgefühlen in der Öffentlichkeit befreien können, eben, indem Sie sich auffallend kurios verhalten und zeigen. Studien dazu wurden bereits von de Muynck und Ullrich in den 1970er Jahren durchgeführt (die genaue Quelle ist mir nicht bekannt) und erbrachten ein mir sehr plausibles Ergebnis: Entweder wurden die sozial ängstlichen Menschen noch mehr sensibilisiert und eingeschüchtert wegen der Reaktionen der Umwelt (auslachen, mit dem Finger auf sie zeigen etc.). Oder, und das ist mir noch wichtiger: Die Menschen verarbeiteten das Geschehen mit den folgenden Gedanken: »Wenn ich mich komisch gebe, dann weiß ich ja, warum die anderen lachen. Aber wenn ich ganz normal und ich selbst bin, hilft mir das überhaupt nichts. Ich habe sogar eher mehr Angst, ausgelacht zu werden, weil ich dann mir sagen muss: Ich bin es selbst, der/die komisch ist.«

Sie sollen aber lernen, dass Sie nicht komisch oder lächerlich sind, dass die Grenzen zur Lächerlichkeit viel weiter gesteckt sind, als sie fürchten. Deshalb können Sie Kleidung tragen, die Ihnen gefällt, auch wenn sie bunter und damit auffallender ist als der beigefarbene Popelinmantel.

Die Szene 15 in der Realität

Bitte probieren Sie jetzt die Szene draußen aus.

Notieren Sie Folgendes:

Meine zwei bis drei Lernziele:

Kurze Beschreibung des Ablaufs:

Wie habe ich die goldene Regel angewendet und wie habe ich mich gefühlt?

5.3 Szene 16: Das Feinkostgeschäft FE/FO

Ich bin in einer Stadt unterwegs und betrete ein elegantes Feinkostgeschäft. (Wenn ein solches in Ihrem Wohnort nicht vorhanden ist, dann wählen Sie einen Laden, in dem Sie persönlich bedient werden, also keinen Supermarkt.)

Ich will mir diesen Laden genauer anschauen, spaziere etwas herum und betrachte das Angebot. Eine Kleinigkeit gefällt mir, und ich will sie haben.
Ich kaufe etwa 50 g Salami oder ein kleines Glas Kapern oder eine Banane ...

Ihre TherapeutIn zeigt Ihnen nun die Übung.

Aktion

Einige Vorschläge von mir. Sammeln Sie, was Ihnen aus früheren Szenen bekannt ist:

Verhalten	Gedanken	Körperreaktionen
Ich lasse mir viel Zeit. Wenn ich gefragt werde, ob das alles war, sage ich ein schlichtes aber klares »Ja«.	Ich muss die Erwartungen anderer nicht erfüllen.	Ich weiß, dass ich die sogenannten »autonomen« Körperreaktionen nicht direkt beeinflussen kann.

Welche (neuen) Erfahrungen kann Ihnen diese Begegnung bringen?
Gibt es da noch etwas Neues an Erfahrungen?
Vielleicht so viel: Die Grenzen des Akzeptierten sind viel weiter gesteckt, als Sie eventuell aufgrund von Scheu oder Befürchtungen vermutet haben.

Nun überlegen Sie sich Ihre zwei bis drei wichtigsten Verhaltens- bzw. Lernziele, Ihre SUDs, warten auf eine ÜbungspartnerIn *(in der Einzeltherapie ist das Ihre TherapeutIn) und machen das Rollenspiel. Viel Glück!*

Aktion
Nun wenden Sie die goldene Regel an – erst Sie selbst, dann die anderen Gruppenmitglieder oder die TherapeutIn.

Aktion
Wie fühlen Sie sich jetzt?
Aufgeregt? Erleichtert? Froh? Überrascht? Neugierig? Beschwingt? Verwirrt? …?

Die Szene 16 in der Realität

Bitte probieren Sie jetzt die Szene draußen aus.

Notieren Sie Folgendes:

Meine zwei bis drei Lernziele:

Kurze Beschreibung des Ablaufs:

Wie habe ich die goldene Regel angewendet und wie habe ich mich gefühlt?

5.4 Szene 17: Schauen, probieren, nichts kaufen FO/N

Ich mache einen Schaufensterbummel bzw. ich schlendere durch die Stadt. Ich sehe Läden, deren Auslagen mich interessieren. Diese Läden habe ich bisher nicht so gerne betreten, weil sie entweder sehr elegant und teuer oder unglaublich angesagt oder bestückt mit »arrogant« anmutendem Personal sind. Das kann sein: ein Schuhladen, ein Kleiderladen, ein Hutladen, eine Parfümerie, ein Möbelladen, ein Handyladen ...

Ich will mich einmal ganz genau über das Angebot informieren, und ich will selbstsicherer werden und meine Scheu vor Einrichtungen dieser Art verlieren, die in ihrem Konzept die Verunsicherung von KundInnen mit einplanen.
Ich betrete ein solches Geschäft. Ich schaue mich in Ruhe um. Wenn die VerkäuferIn kommt und mich beraten oder mir Ware anbieten will, lehne ich ab und bitte sie, mich das Angebot alleine ansehen zu lassen. Notfalls wiederhole ich die Abgrenzung/Forderung öfter (Loop).

Ich gehe in jedem Fall, ohne etwas zu kaufen.

Ihre TherapeutIn zeigt Ihnen nun die Übung.
Sie schauen genau zu, achten darauf, was Ihnen auffällt.

Aktion
Hier sind zusätzliche Vorschläge zu den Ihnen längst bekannten:

Verhalten	Gedanken	Körperreaktionen
■ Ich lasse mir viel Zeit. ■ Ich bin klar und eindeutig. (Beispiel: »Nein, vielen Dank, ich möchte mich nur umschauen.«) ■ Ich verzichte auf Rechtfertigungen und unnötige Erklärungen. ■ Ich verwende beim Gehen keine Notlügen oder Beschwichtigungen, sondern bedanke mich.	■ Die KundIn ist KöniglIn. ■ Ich habe in einem Laden nicht nur das Recht, mein Geld dazulassen, sondern auch das Recht, mich zu informieren. ■ Ich kaufe nur Dinge, die ich wirklich will und bezahlen kann. ■ Ich muss nicht erklären, warum ich nicht kaufe; ich mach's einfach (jetzt) nicht.	

Welche (neuen) Erfahrungen kann Ihnen diese Begegnung bringen?
Auch wenn Ihnen die VerkäuferIn leidtut, weil Sie vermuten, dass sie auf viele Käufer angewiesen ist, sollen Sie dennoch bei sich und Ihrem Anliegen bleiben. Ein Einkauf aus Mitleid führt nur zu Ärger über sich selbst.
Sie sind nicht auf der Welt, um auf Ihre eigenen Kosten und zu Ihrem Nachteil die Erwartungen anderer zu erfüllen.

Nun überlegen Sie sich Ihre zwei bis drei wichtigsten Verhaltens- bzw. Lernziele, Ihre SUDs, warten auf eine ÜbungspartnerIn, (in der Einzeltherapie ist das Ihre TherapeutIn), und machen das Rollenspiel. Viel Glück!

Aktion
Nun wenden Sie die goldene Regel an – erst Sie selbst, dann die anderen Gruppenmitglieder oder die TherapeutIn.

Aktion

Wie fühlen Sie sich jetzt?

Aufgeregt? Erleichtert? Froh? Überrascht? Neugierig? Beschwingt? Verwirrt? ...?

Die Szene 17 in der Realität

Bitte probieren Sie jetzt die Szene draußen aus.

Notieren Sie Folgendes:

Meine zwei bis drei Lernziele:

Kurze Beschreibung des Ablaufs:

Wie habe ich die goldene Regel angewendet und wie habe ich mich gefühlt?

5.5 Szene 18: Die Rückgabe

FE/N/(KO)

Ich habe mir etwas aufdrängen lassen oder gekauft, was ich bei näherem Hinsehen nicht haben will. Das könnte in der Stadt an einem der Stände sein, wo mir jemand einen Prospekt in die Hand gedrückt hat; ich entdecke, dass mir die Inhalte nicht liegen bzw. mich nicht interessieren. Das könnte etwas sein, das ich gekauft habe, ein Kleidungsstück, eine Krawatte oder Ähnliches; zu Hause gefällt mir das Stück nicht mehr. Das könnte aber auch ein Geschenk sein von einer mir nahestehenden Person, die ich mag, z. B. ein Schmuckstück oder eine Krawatte, Hemd, irgendetwas, das ich zunächst angenommen, dann aber doch nicht passend für mich gefunden habe.

Ich will dieses Objekt wieder zurückgeben/umtauschen.
Bei dem Stand: Ich kehre um und gebe den Prospekt zurück und sage, dass ich die Inhalte nicht schätze oder dass mich die Inhalte nicht interessieren.
Beim Geschäft: Ich gehe am nächsten Tag hin und bitte um einen Umtausch, weil mir das Stück doch nicht gefällt.
Beim Geschenk: Ich spreche meine Gefühle dem Schenkenden und dem Geschenk gegenüber an und bitte mein Gegenüber, es umzutauschen.

Ihre TherapeutIn zeigt Ihnen nun die Übung.

Aktion
Vorschläge, die Sie erweitern können:

Verhalten	Gedanken	Körperreaktionen
	■ Ich stehe fest zu mir. ■ Ich muss nicht alles nehmen, was ich in die Hand gedrückt bekomme. ■ Ich darf mich täuschen. ■ Wenn ich ehrlich meiner FreundIn, meiner PartnerIn gegenüber bin, werde ich nicht verlassen, sondern sogar geschätzt. ■ Ich wäre auch froh, wenn mir jemand klar sagt, ob ihm das gefällt oder nicht, was ich gebe.	

Welche (neuen) Erfahrungen kann Ihnen diese Begegnung bringen?
Es darf geschehen, dass Sie zunächst etwas annehmen, was Sie dann doch nicht mögen. Nicht immer weiß man sofort genau, was man will. Es darf sein, dass Sie dann die Annahme rückgängig machen.
Wissen Sie, wie viel Papier vergeudet wird an solchen Ständen, nur weil PassantInnen sich nicht trauen, den Prospekt nicht anzunehmen oder ihn wieder zurückzugeben?
Es darf sein, dass Sie erst zu Hause merken, dass das Gekaufte nicht passt, sei es ein Kleidungsstück oder ein Einrichtungsgegenstand oder Ähnliches.
Es festigt die Beziehung, wenn Ihre FreundIn oder Ihre PartnerIn merkt, dass Sie aufrichtig sagen, was Sie fühlen und brauchen. So »tun als ob« aus lauter Unsicherheit und Angst, den anderen zu kränken, führt selten in eine bessere Beziehung, denn Ihre Unzufriedenheit mit dem Geschenk ist in irgendeiner Form eben doch fühlbar. Das ist viel belastender für die Beziehung als Aufrichtigkeit.

Nun überlegen Sie sich Ihre zwei bis drei wichtigsten Verhaltens- bzw. Lernziele, Ihre SUDs, warten auf eine ÜbungspartnerIn (in der Einzeltherapie ist das Ihre TherapeutIn) und machen das Rollenspiel. Viel Glück!

Aktion
Nun wenden Sie die goldene Regel an – erst Sie selbst, dann die anderen Gruppenmitglieder oder die TherapeutIn.

Aktion

Wie fühlen Sie sich jetzt?

Die Szene 18 in der Realität

Bitte probieren Sie jetzt die Szene draußen aus.

Notieren Sie Folgendes:

Meine zwei bis drei Lernziele:

Kurze Beschreibung des Ablaufs:

Wie habe ich die goldene Regel angewendet und wie habe ich mich gefühlt?

5.6 Szene 19: Mein Körper im Spiegel FE

Ich bin allein zu Hause und nehme mir etwas Zeit für mich.

Ich will den Umgang mit mir selbst weiter verbessern und mich und mein Aussehen lieben lernen. Ich will noch unabhängiger werden von den allgegenwärtigen Schönheitsidealen.

Ich stelle mich vor einen Ganzkörperspiegel und schaue mich an.
Ich mache das entweder voll bekleidet oder in der Unterwäsche oder nackt.
Ich begrüße mich.
Ich betrachte mich im Sinne der Achtsamkeit.
Ich spreche laut zu mir.

Diese Szene baut auf der Szene 7 »Mein Gesicht im Spiegel« auf.
Was ist wichtig?

Verhalten	Gedanken	Körperreaktionen

Welche (neuen) Erfahrungen kann Ihnen diese Begegnung bringen?
Gibt es noch etwas Neues?

Die Szene 19 in der Realität

Bitte probieren Sie diese Szene zu Hause aus.

Sollten Sie für diese sehr intime Übung zu Hause nicht ausreichend Ruhe finden, wird Ihnen Ihre TherapeutIn eine Möglichkeit in der Therapiestunde dazu geben. Sie wird Sie dabei allein lassen oder begleiten, je nachdem.

Notieren Sie Folgendes:

Meine zwei bis drei Lernziele:

Kurze Beschreibung des Ablaufs:

Wie habe ich die goldene Regel angewendet und wie habe ich mich gefühlt?

Folgender Abschnitt bereitet die nächste Szene vor.

Manipulation und offene/aggressive Aufdringlichkeit

Zur Vorbereitung der Szene 20 »Belästigung« möchte ich zwei Informationen vorschalten. Beide beziehen sich auf aufdringliche Personen.

Aufdringlichkeit kann viele Gesichter haben; sie kann *manipulativ* sein, sie kann aber auch sehr direkt und *aggressiv* sein. Ich bitte Sie, diese zwei kurzen Unterkapitel aufmerksam zu lesen und mit Ihrer TherapeutIn zu besprechen.

Manipulation

Es gibt verschiedene Formen der Manipulation. Im allgemeinen Sinn ist sie eine Beeinflussung einer Person A durch eine Person B (oder mehrerer Personen A und B) zum Zweck einer zielgerichteten Lenkung oder Prägung entweder des Bewusstseins, der Denkgewohnheiten oder der Gefühle. A soll damit zu Handlungen gebracht werden, die B dienen.

Die Form der Manipulation, die uns hier interessiert, ist dann gegeben, wenn ein Mensch einen anderen durch Vorspiegelung falscher Tatsachen bzw. Verfälschungen zu einer Handlung bewegen kann, die dieser nicht vollziehen würde, wenn er die wahren Gegebenheiten wüsste. Die Vorspiegelung muss nicht unbedingt ein bewusster Vorgang sein; vielmehr haben viele manipulative Menschen ihr Verhalten so gründlich »eingeübt«, dass ihnen die Hintergründe und Folgen selbst nicht mehr vollkommen klar sind.

Manipulationsverhalten ist nicht selten Vermeidungsverhalten im Sinne dieses Trainings. Vermieden werden klare und eindeutige Aussagen und/oder eigenverantwortliches Denken und Handeln. So kann sich diese Verfälschung auf äußere Bedingungen des Täuschenden beziehen wie vorgebliche Armut, Einsamkeit oder Krankheit. Sie kann sich auf emotionale Bedingungen beziehen wie Traurigkeit oder Depression. Sie kann sich aber auch auf die Unfähigkeit beziehen, Probleme aktiv, eigenverantwortlich und adäquat selbst zu lösen.

Des Weiteren stellen die Manipulierenden die direkte oder indirekte Forderung an ihr Gegenüber, durch bestimmtes Handeln die vorgegebenen Probleme zu lindern oder zu beseitigen. Die geforderte Maßnahme wird oft als einzig hilfreiche dargestellt. Oder sie wird als Maßnahme dargestellt, ohne die der Betroffene noch unglücklicher wird, als er schon ist. So kommt der andere in die große Gefahr, in die *Schuldgefühlsfalle* zu tappen: Wenn er die Forderung des scheinbar Bedürftigen nicht erfüllt, ist er am Fortbestehen des Unglücks, der Not des Fordernden »schuld«.

Die Manipulation richtet sich also an menschliche Fähigkeiten wie Einfühlsamkeit, Mitgefühl, Mitleid, Hilfsbereitschaft und benutzt (missbraucht) diese für die eigenen Interessen. Das Motiv ist, vom anderen Dinge zu bekommen, die dieser nur dann geben würde, wenn die Not echt ist. Diese Dinge können Geld, Zuwendung, Hilfeleistungen, Opfer, Nachgiebigkeit, Zurückstellen eigener Wünsche zugunsten des »Bedürftigen« sein.

Es ist oft sehr schwer, Manipulation zu durchschauen; je mehr ein Mensch gefährdet ist, Schuldgefühle zu entwickeln, desto weniger ist er gegen die Manipulation gefeit.

Bei der Szene 20 können Sie nicht nur die Abgrenzung gegen etwas üben, was sie nicht wollen, sondern Sie können auch lernen, die etwaige Manipulation zu durchschauen und sich dagegen in Ihren Gedanken und in Ihrem Handeln zur Wehr zu setzen.

Offene/aggressive Aufdringlichkeit

Ich wende mich jetzt an alle Menschen, Frauen wie Männer, die darunter leiden, wenn sich ihnen Personen mit eindeutig sexueller Absicht aufdringlich oder zumindest sehr drängend annähern. Da wird gerne der Begriff »anbaggern« verwendet.

Und ich möchte diesen Begriff infrage stellen, denn er wird meist abwertend verwendet. Meine Erfahrung ist die, dass diese Abwertung eher durch Menschen erfolgt, die mit dem erotischen Umworbenwerden nicht selbstsicher umgehen können. Lernen Sie das doch mithilfe dieses Trainings, denn das Spiel der Liebe ist zu schön, um es in Unsicherheiten zu ertränken. »Anbaggernde« Menschen machen doch zunächst nur einmal einen Versuch, sich Ihnen zu nähern, und ich meine, das ist ein Naturrecht. Je nach Persönlichkeit und Kompetenz ist dieser Versuch allerdings angenehm oder tatsächlich nervig (Personen, die anderen mit ihren Annäherungen auf die Nerven gehen, empfehle ich das Studium der Kontaktübungen in diesem Training).

Sollten Sie die Person und ihre Annäherung *nicht* wollen, dann lernen Sie unbedingt beizeiten ein klares *Nein auf allen Ihren Reaktionsebenen*: Ihre Worte sollten knapp und eindeutig sein, Ihre Stimme fest, Ihre Mimik ernst, Ihr Blickkontakt knapp, Ihr Körper abgewendet. Das heißt, Ihr Verhalten muss *eindeutig und unmissverständlich* sein.

Im bisherigen Training haben Sie schon mehrfach gelernt und erfahren, dass Sie »unsympathisch« sein dürfen, wenn Sie Ihre Interessen verteidigen wollen, dass Sie es aushalten können, wenn man Sie dann als »Zicke« verunglimpft. Sie wissen, dass sich dahinter nur der Frust des Abgelehnten verbirgt.

Studien zu Vergewaltigungen haben belegt, dass es nicht aufreizende Kleidung ist, die Sie gefährdet. Diese Attribute ziehen zunächst einmal die Interessierten an, was per se in Ordnung und natürlich ist. Sie machen sich schließlich attraktiv, und gesunde Menschen reagieren darauf.[5]

Sie können natürlich nicht erwarten, dass nur die Superattraktiven anbeißen.

Es ist das *Verhalten*, das Sie nun zeigen, das für das weitere Geschehen *mit* entscheidend ist. Das heißt, Sie haben durchaus *Einfluss*. Um kein Missverständnis aufkommen zu lassen: Ich rede nicht davon, dass Menschen selbst schuld seien, wenn sie vergewaltigt werden. Ich habe viel mit vergewaltigten Frauen und zwei vergewaltigten jungen Männern in meiner Praxiszeit gearbeitet, und ich weiß von der Not und dem Unrecht, die diesen Menschen von vielen Seiten entgegengebracht werden. Und ich weiß, dass Ihnen ein solches Unrecht geschehen kann, auch wenn Sie alles »richtig« gemacht haben. Ich will dennoch darauf hinweisen:

---

5 Hier allerdings eine wichtige Zwischenanmerkung: In den letzten Jahren beginnen junge Frauen, sich sehr kokett zu kleiden; sie tragen Hotpants, die ihre Pobacken offenlegen; sie tragen durchsichtige Blusen ohne Unterwäsche und dergleichen. Und ein junger homosexueller Mann, der bei mir in Behandlung war, trug hautenge, sehr knappe und sehr kurze Glitzerhosen in der Stadt. Das Signal, das sie damit aussenden, kann verstanden werden als »Ich stehe für schnellen Sex zur Verfügung.« Das legitimiert selbstverständlich nicht eine Vergewaltigung, nur: Ihre Aussage ist nicht mehr eindeutig. Ihr Gegenüber hat es so wirklich schwer zu unterscheiden, ob sie z. B. möglichst wenig Stoff auf ihrer Haut haben, einfach nur locken sein oder Sex anbieten wollen.

Sie können mehr für Ihren Selbstschutz tun, als Sie glauben!

Je klarer und knapper Sie sich äußern, desto eher versteht der andere, dass Sie ernsthaft *Nein* meinen. Je mehr Sie drucksen und kichern und flüstern, desto mehr meint er, Sie zieren sich nur und wollen erobert werden. Je aggressiver Sie werden (→Kap. 4.10 »Ärger und Wut: ...«), je mehr Sie den anderen abwerten, etwa gar in Gegenwart anderer, desto eher gefährden Sie sich, denn Sie beleidigen ihn.

Manche Menschen werden in betrunkenem Zustand aufdringlich, einige sogar gewaltbereit. In →Kap. 4.2 »ÜbungspartnerInnen in der Realsituation« haben Sie lesen können, dass Sie um solche Menschen einen großen Bogen machen sollten. Reagieren Sie bitte gar nicht, wenden Sie sich ab. Gerade Betrunkene sind gut zu »löschen« – ein Begriff aus der Verhaltenstherapie –, d.h., wenn Sie sie ignorieren, lassen viele ab von Ihnen.

Sollten Sie es mit einem übergriffigen Menschen zu tun haben, der Sie anfasst oder gar festhält, dann gilt dies als Notfall. Unternehmen Sie alles, *um Hilfe zu erhalten:* Notruf auf dem Handy absetzen, andere PassantInnen direkt ansprechen, laut rufen oder schreien. Spielen Sie nicht die HeldIn, das ist schon öfter schiefgegangen.

Ich empfehle Ihnen sehr, an einem der einschlägigen Kurse teilzunehmen, die mittlerweile von der Polizei angeboten werden. Hier lernen Sie differenziert, mit solchen schwierigen Situationen umzugehen, übrigens ganz im Sinne dieses Trainings.

Und schließlich bieten sich zudem Selbstverteidigungskurse an. Diese sind auch zum *körperlichen Erleben* von Wehrhaftigkeit ideal. Ich verweise auf meine Ausführungen in Kapitel 1.3.

Es ist denkbar, dass Sie Opfer von Gewalterfahrungen in Ihrer Vorgeschichte sind, die zu schweren Belastungen geführt haben und die eine spezielle Behandlung erforderlich machen. Dabei wird Ihre TherapeutIn wissen, wie zu verfahren ist. Sollten Sie betroffen sein von solchen Gewalterfahrungen, ist diese Szene aber ein Baustein, Ihre Sicherheit (wieder) zu finden.

5.7 Szene 20: Belästigung

N

Ich bin zu Hause und werde von einem Telefonwerber angerufen. Oder: Ich bin zu Hause und es klingelt an der Wohnungstür. Ein Zeitschriftenwerber oder ein Vertreter will mir seine Ware anbieten. Oder: Ich bin in der Stadt oder der U-Bahn und werde von einem Fremden belästigt. (Beispiele: Eine fremde Person versucht, mich aufdringlich in ein Gespräch zu verwickeln; für Frauen: Ein Mann versucht, mich auf unangenehme Weise anzubaggern.)

Ich interessiere mich für die diversen Angebote nicht. Ich möchte in Ruhe gelassen werden.
Ich höre nur so lange zu, bis ich weiß, dass der Mensch am Telefon, an der Tür (Achtung: Trick 17 – eine Frage, die nur mit Ja beantwortet werden kann!), in der U-Bahn nicht in Not ist. Das weiß ich meist nach wenigen Sekunden. Dann weise ich den anderen kurz aber klar ab. Dann lege ich auf oder schließe die Tür oder wende mich ab. Notfalls wiederhole ich meine Ablehnung. Dann reagiere ich nicht mehr.

Ihre TherapeutIn zeigt Ihnen nun die Übung.

Aktion

Schauen Sie noch einmal die Lernziele bei der Szene 4 »Ich will gerade nicht« an; die meisten passen hier sehr gut. Sammeln Sie die für Sie relevanten:

Verhalten	Gedanken	Körperreaktionen
■ Ich verwende nur sachliche Sätze. ■ Ich bleibe in jedem Fall ausdrücklich beim »Sie«. ■ Ich spreche laut und deutlich.	■ Ich will das unter keinen Umständen. ■ Ich interessiere mich jetzt nur für mich. ■ Was der andere jetzt denkt, ist mir egal.	

Welche (neuen) Erfahrungen kann Ihnen diese Begegnung bringen?
Erinnern Sie sich an die Szene 4 »Ich will gerade nicht«! Damals haben Sie gelernt, dass Sie beim Neinsagen nicht auf die »Absolution« oder das zustimmende Verständnis der anderen warten müssen. Sie vertreten kurz und klar Ihre Position und beenden den Vorgang.

Nun überlegen Sie sich Ihre zwei bis drei wichtigsten Verhaltens- bzw. Lernziele, Ihre SUDs, warten auf eine ÜbungspartnerIn (in der Einzeltherapie ist das Ihre TherapeutIn) und machen das Rollenspiel. Viel Glück!

Aktion
Nun wenden Sie die goldene Regel an – erst Sie selbst, dann die anderen Gruppenmitglieder oder die TherapeutIn.

Aktion
Wie fühlen Sie sich jetzt?

Die Szene 20 in der Realität

Wie bei Szene 4 »Ich will gerade nicht« ist diese Szene nicht auf Wunsch zu inszenieren. Das Üben im Rollenspiel ist aber bereits sehr eindringlich für Ihre Seele.

Sollten Sie in der Realität einer der vorgegebenen Situationen begegnen, dann notieren Sie Folgendes:

Meine zwei bis drei Lernziele:

Kurze Beschreibung des Ablaufs:

Wie habe ich die goldene Regel angewendet und wie habe ich mich gefühlt?

Vorbereitung der Szene 21

Für die nächste Szene bitte ich Sie, zu Hause einen kurzen Vortrag vorzubereiten, den Sie während der nächsten TSK-Sitzung halten werden.

Bitte suchen Sie ein Thema aus, das Sie interessiert, und seien Sie auch dabei ganz unperfektionistisch. Für dieses Training ist ein Bericht über Ihr Lieblingsessen oder Ihr Lieblingsauto viel interessanter als Einstein, es sei denn, er ist Ihr Lieblingsgenie.

Der Vortrag soll 5 Minuten dauern, und danach sollten Sie noch Fragen beantworten.

Aktion

Probieren Sie den Vortrag einmal aus. Fünf Minuten sind schneller vorbei, als man denkt.

5.8 Szene 21: Ein kurzer Vortrag

FE

Ich bin in der TSK-Gruppe bzw. in der Einzelsitzung mit meiner TherapeutIn.

Ich will meine mögliche Scheu oder Angst vor der Beobachtung durch andere weiter reduzieren.
Ich halte meinen vorbereiteten Vortrag, indem ich mich vor die ZuhörerInnen bzw. meine TherapeutIn stelle und spreche. Ein Spickzettel ist viel hilfreicher als ein wörtlich ausgefeilter Text.

Ich halte diesen Zettel bewusst in der Hand und trinke einmal aus einem Glas Wasser (Händezittern zulassen lernen).

Ihre TherapeutIn zeigt Ihnen nun die Übung.

Aktion

Lernzielvorschläge, die Sie aus den häufigen Vorlesesituationen längst kennen:

Verhalten	Gedanken	Körperreaktionen
		Ich weiß, dass ich die sogenannten »autonomen« Körperreaktionen nicht direkt beeinflussen kann.

Welche (neuen) Erfahrungen kann Ihnen diese Begegnung bringen?

Sie haben schon so oft in der Gruppe etwas vorgelesen – auch im Stehen. Sie kennen die Situation gut. Im Grunde ist nur noch die Tatsache neu, dass *Sie* es sind, die bestimmt, was vorgetragen wird. Sie lernen, zu sich zu stehen, weil Sie etwas zu sagen haben.

Nun überlegen Sie sich Ihre zwei bis drei wichtigsten Ziele aus der Tabelle, Ihre SUDs, und machen das Rollenspiel.

Aktion

Nun wenden Sie die goldene Regel an – erst Sie selbst, dann die anderen Gruppenmitglieder oder die TherapeutIn.

Aktion

Wie fühlen Sie sich jetzt?

Die Szene 21 in der Realität

Wenn Sie das TSK im Einzelsetting durchführen, überlegen Sie einmal zusammen mit Ihrer TherapeutIn, ob sie eine Möglichkeit in der Praxis oder der Ambulanz für Sie findet, dass Sie diese Szene ausprobieren können.

Sollte sich eine solche Möglichkeit eröffnen, dann notieren Sie Folgendes:

Meine zwei bis drei Lernziele:

Kurze Beschreibung des Ablaufs:

Wie habe ich die goldene Regel angewendet und wie habe ich mich gefühlt?

5.9 Szene 22: Der zweite Gesprächskontakt KO

Bitte lesen Sie noch einmal die Szene 12 »Der erste Gesprächskontakt« durch, auch die Ausführungen zur Anwendung in der Realität.
Bei der jetzigen Szene geht es um die gleiche Angelegenheit, sie soll nur etwas schwieriger sein hinsichtlich der äußeren Situation, der Person und der Dauer des Kontaktes.
Ich bin im Park, in einem Laden, einem Museum, in der Pause einer Opernaufführung, eines Konzerts, eines Theaters, also an einem Ort, von dem ich immer noch wieder leichter loskomme als z. B. in einem Café.
Wieder sehe ich eine Person, die etwas bei oder an sich hat, das mir gefällt. Dieses Mal ist die Person schon »schwieriger«; sie gefällt mir, passt auch mehr zu mir hinsichtlich Alter, Geschmack und dergleichen.

Ich habe wieder Zeit und möchte gerne einmal in Kontakt mit jemandem kommen, der mir als ganze Person gefällt.
Ich setze oder stelle mich neben diese Person, wende mich ihr zu und sage ihr entweder, was mir an ihr gefällt, oder ich greife etwas auf, was sie gerade tut (in einem Katalog oder dem Veranstaltungsprogramm lesen, ein Bild länger anschauen, ...).
Dazu stelle ich eine persönliche Frage.
Antworten verstärke ich, indem ich sie wiederhole oder bejahe (Achtung: ehrlich sein!). Ich frage weiter, erzähle von mir und meinen Gefühlen (»Ja, das Bild/Konzert/Stück/den Laden finde ich auch bezaubernd/schön/interessant«).
Wenn die angesprochene Person ebenfalls gesprächsbereit ist, bleibe ich noch ein wenig neben ihr und halte den Kontakt aufrecht.
Bei der Beendigung wünsche ich noch einen schönen Tag/weitere gute Einkäufe/noch weiter viel Spaß im Konzert ...

Ihre TherapeutIn zeigt Ihnen nun die Übung.

Aktion
Welche Lernziele sind sinnvoll?

Verhalten	Gedanken	Körperreaktionen

Welche (neuen) Erfahrungen kann Ihnen diese Begegnung bringen?
Bei dieser Begegnung sind Sie auf der Seite der Kontaktsuche.

Oft wurde ich darauf hingewiesen, dass ich hier das »Anbaggern« anbiete, das ich in der Szene 20 »Belästigung« doch als etwas präsentiere, was abgewiesen werden sollte.
Lesen Sie bitte genau, was ich geschrieben habe: Kontaktversuche sind erlaubt, natürlich und in Ordnung. Das Spiel der Geschlechter (so nenne ich mal die diversen Annäherungsversuche) ist eine Quelle des Lebensglücks. Ihre Kompetenz dabei entscheidet viel darüber, ob der Mensch Ihrer Sehnsucht auf Sie eingehen kann.
Hier lernen Sie eine angemessene, also kompetente Form der Annäherung.
Sie erhöhen die Wahrscheinlichkeit eines Erfolgs. Aber Sie erhalten keine Garantie dafür.
Es kann sein, dass die Person, die Sie ansprechen, gerade nicht bereit ist für einen Kontakt, oder sie könnte schüchtern sein, könnte in festen Händen sein, könnte sexuell anders gepolt sein und dergleichen.
Sie lernen den Unterschied zwischen »Anbaggern«, »Anmachen« und angenehmer Kontaktaufnahme.

Nun überlegen Sie sich Ihre zwei bis drei wichtigsten Verhaltens- bzw. Lernziele, Ihre SUDs, warten auf eine ÜbungspartnerIn (in der Einzeltherapie ist das Ihre TherapeutIn) und machen das Rollenspiel. Viel Glück!

Aktion
Nun wenden Sie die goldene Regel an – erst Sie selbst, dann die anderen Gruppenmitglieder oder die TherapeutIn.

Aktion
Wie fühlen Sie sich jetzt?

Die Szene 22 in der Realität

Bitte probieren Sie jetzt die Szene draußen aus.

Notieren Sie Folgendes:

Meine zwei bis drei Lernziele:

Kurze Beschreibung des Ablaufs:

Wie habe ich die goldene Regel angewendet und wie habe ich mich gefühlt?

5.10 Szene 23: Das gefällt mir nicht

N

In einem Laden lasse ich mir Waren zeigen und gegebenenfalls erklären (Schuhe, Kleider, Düfte, Smartphones etc.). Die VerkäuferIn betont, wie erstklassig die Angebote seien und wie gut sie zu mir passen würden. Sie entsprechen aber nicht meinen Vorstellungen, sie gefallen mir nicht.
In einem Lokal esse ich etwas, das mir nicht schmeckt.
Ich treffe eine Freundin, die ein Parfum (ein Kleid etc.) trägt, das nicht meinem Geschmack entspricht; sie fragt mich, ob es mir gefällt.

Ich will lernen, meinen Geschmack zu vertreten und dabei nicht mehr zu flunkern und Notlügen zu gebrauchen.

Ich sage oder antworte, dass das nicht meinem Geschmack entspricht, dass es mir nicht gefällt; ich betone das »Ich«. Ihr Gegenüber zeigt sich enttäuscht.

Ihre TherapeutIn zeigt Ihnen nun die Übung.

Aktion

Welche Lernziele sind sinnvoll?

Verhalten	Gedanken	Körperreaktionen

Welche (neuen) Erfahrungen kann Ihnen diese Begegnung bringen?

Geschmack ist nie etwas Allgemeingültiges; jede hat ihren eigenen.

Es gibt keine allgemein gültigen Kriterien. Und wenn Sie noch so fassungslos sind, wenn Sie jemanden mit Tigerhemdchen sehen; wo Sie doch sicher sind, dass der anthrazitfarbene Hosenanzug viel edler ist. Sie haben Ihren individuellen Geschmack, finden auch genügend Menschen, die Ihrer Meinung sind. Aber es gibt auch genügend Menschen, die Tigerhemdchen cool finden.

Wir respektieren einander in unserer Unterschiedlichkeit.

Deswegen ist es wichtig, dass Sie nicht allgemein sprechen wie »Das ist nicht schön«, sondern individuell: »Ich finde es nicht schön.«

Die meisten Menschen wünschen sich, dass ihr Geschmack möglichst von vielen geteilt wird. Wenn Sie kundtun, dass Sie das nicht können oder wollen, wird Ihr Gegenüber zunächst enttäuscht sein und dies je nach eigener seelischer

Verfassung mehr oder weniger stark erleben und mehr oder weniger stark zeigen.
Sie wissen ja: Klarheit ist würdiger und im Grunde willkommener als Täuschung. Menschen werden mit Enttäuschungen fertig.
Trotzdem ein Hinweis: Ich empfehle Ihnen, diese Mitteilung zu trainieren, damit Sie sie beherrschen. Das heißt nicht, dass Sie sich ab jetzt immer so verhalten sollen. Die Kompetenz soll Ihnen nur grundsätzlich zur Verfügung stehen.

Nun überlegen Sie sich Ihre zwei bis drei wichtigsten Verhaltens- bzw. Lernziele, Ihre SUDs, warten auf eine ÜbungspartnerIn (in der Einzeltherapie ist das Ihre TherapeutIn) und machen das Rollenspiel. Viel Glück!

Aktion
Nun wenden Sie die goldene Regel an – erst Sie selbst, dann die anderen Gruppenmitglieder oder die TherapeutIn.

Aktion
Wie fühlen Sie sich jetzt?

Die Szene 23 in der Realität

Suchen Sie eine Situation auf, in der Ihnen eine solche Situation begegnen kann, z. B. in einem Kleiderladen oder einem Einrichtungshaus. Probieren Sie den Satz aus, den Sie im Rollenspiel eingeübt haben. Und probieren Sie die Selbstermutigung aus, wenn Sie Enttäuschung wahrnehmen.

Notieren Sie Folgendes:

Meine zwei bis drei Lernziele:

Kurze Beschreibung des Ablaufs:

Wie habe ich die goldene Regel angewendet und wie habe ich mich gefühlt?

5.11 Szene 24: Schweigender Kontakt KO

Ich bin in einem Park, Café, Kantine und setze mich neben eine mir sympathische Person.
Ich kann aber auch beim Friseur sitzen oder in einer Gruppe von Menschen, bei einer Party oder einer FreundIn sein.

Ich will ausprobieren, wie es ist, einmal im Kontakt zu sein, dabei aber eine Weile zu schweigen.
Ich vertiefe mich im Sinne der Achtsamkeit in das Erleben. Wenn ich angesprochen werde, reagiere ich natürlich. Ich will mich nur von dem Druck lösen, immer etwas »bringen« zu müssen.

Aktion

Welche Lernziele sind sinnvoll?

Verhalten	Gedanken	Körperreaktionen

Welche (neuen) Erfahrungen kann Ihnen diese Begegnung bringen?
Kontakt ist Nähe, nicht Leistung; Schweigen gehört dazu. Manchmal fällt einem nichts ein, was man gerade sagen könnte, manchmal will man gemeinsam die Ruhe genießen und die Nähe erleben.
Wenn keine Gesprächspausen entstehen dürfen, geraten wir unter Spannung, die den Kontakt stört.

Nun überlegen Sie sich Ihre zwei bis drei wichtigsten Ziele aus der Tabelle, Ihre SUDs, und setzen sich einmal für einige Minuten schweigend neben ein Gruppenmitglied oder Ihre TherapeutIn.

Aktion
Nun wenden Sie die goldene Regel an – erst Sie selbst, dann die anderen Gruppenmitglieder oder die TherapeutIn.

Aktion
Wie fühlen Sie sich jetzt?

Die Szene 24 in der Realität

Bitte probieren Sie jetzt die Szene draußen aus.

Notieren Sie Folgendes:

Meine zwei bis drei Lernziele:

Kurze Beschreibung des Ablaufs:

Wie habe ich die goldene Regel angewendet und wie habe ich mich gefühlt?

5.12 Szene 25: Vergesslichkeit

FE/(KO)

Ich bin in einem Laden und habe mein Geld vergessen; ich besuche eine FreundIn und entdecke, dass ich vergessen habe, ihr das Buch mitzubringen, um das sie mich gebeten hat ...

Ich will zu meiner Fehlbarkeit stehen lernen, weil ich nicht perfekt sein kann und auch nicht perfekt sein will.
Der Verkäuferin im Laden, also einer fremden Person gegenüber, sage ich das direkt und ohne Umschweife (reine Sachebene).
Einer mir nahen Person sage ich das auch, aber ich spreche meine Gefühle dabei an (Sach- und Beziehungsebene).

Ihre TherapeutIn zeigt Ihnen nun die Übung.

Aktion

Welche Lernziele sind sinnvoll?

Verhalten	Gedanken	Körperreaktionen

Welche (neuen) Erfahrungen kann Ihnen diese Begegnung bringen?
Sie wissen sicher mittlerweile längst, dass Fehler wie Vergesslichkeit menschlich sind. Daher besteht kein Grund, Schuldgefühle zu pflegen.
Spüren Sie den Unterschied zwischen Bedauern und Schuld!

Nun überlegen Sie sich Ihre zwei bis drei wichtigsten Verhaltens- bzw. Lernziele, Ihre SUDs, warten auf eine ÜbungspartnerIn *(in der Einzeltherapie ist das Ihre TherapeutIn) und machen das Rollenspiel. Viel Glück!*

Aktion
Nun wenden Sie die goldene Regel an – erst Sie selbst, dann die anderen Gruppenmitglieder oder die TherapeutIn.

Aktion
Wie fühlen Sie sich jetzt?

Die Szene 25 in der Realität

Bitte probieren Sie jetzt die Szene draußen aus.

Sie können sie leicht inszenieren, indem Sie z.B. im Laden Ihren Geldbeutel suchen und »nicht finden«.

Notieren Sie Folgendes:

Meine zwei bis drei Lernziele:

Kurze Beschreibung des Ablaufs:

Wie habe ich die goldene Regel angewendet und wie habe ich mich gefühlt?

5.13 Szene 26: »Dumme« Fragen

FE/FO

Ich sammle einmal ein paar einfache Dinge, die ich nicht weiß, von denen ich aber annehme, dass ich sie eigentlich wissen müsste. Bisher habe ich mich damit immer etwas verschämt versteckt.

Ich will aus diesem unnötigen Peinlichkeitserleben herausfinden.
Ich gehe z. B. in ein Bekleidungsgeschäft, schaue mir einige Kleidungsstücke an und frage, was eigentlich Viskose ist.

Oder: Ich gehe in ein Lokal und frage, was ein Palatschinken, eine Forelle blau, ein ... ist.
Oder: Ich gehe in einen Handyladen und frage nach dem Unterschied zwischen einem iPhone und einem Smartphone.
Oder: Ich frage endlich am Arbeitsplatz eine KollegIn, wie genau das nun funktioniert mit dem Scannen, dem Kopieren ...
Wichtig ist: Ich weiß es wirklich nicht genau und merke, dass viele andere das wissen.
Und: Es soll etwas eher »Einfaches« sein. Wenn Sie die Relativitätstheorie noch nicht vollständig erfasst haben, wird die Hemmschwelle niedriger sein, dies zuzugeben.

Ihre TherapeutIn zeigt Ihnen nun die Übung.

Aktion
Welche Lernziele sind sinnvoll?

Verhalten	Gedanken	Körperreaktionen

Welche (neuen) Erfahrungen kann Ihnen diese Begegnung bringen?
Die Menschen reagieren meist viel freundlicher, als Sie denken. Oft entstehen sogar bei solchen Fragen sehr nette Situationen. Die entwaffnende Offenheit wird honoriert.

Nun überlegen Sie sich Ihre zwei bis drei wichtigsten Verhaltens- bzw. Lernziele, Ihre SUDs, warten auf eine ÜbungspartnerIn *(in der Einzeltherapie ist das Ihre TherapeutIn) und machen das Rollenspiel. Viel Glück!*

Aktion

Nun wenden Sie die goldene Regel an – erst Sie selbst, dann die anderen Gruppenmitglieder oder die TherapeutIn.

Aktion

Wie fühlen Sie sich jetzt?

Die Szene 26 in der Realität

Bitte probieren Sie jetzt die Szene draußen aus.

Wählen Sie eine Situation, die wirklich relevant ist für Sie. Alle Menschen haben eine Menge solcher einfacher Wissenslücken.

Notieren Sie Folgendes:

Meine zwei bis drei Lernziele:

Kurze Beschreibung des Ablaufs:

Wie habe ich die goldene Regel angewendet und wie habe ich mich gefühlt?

5.14 Szene 27: Weiteres Auffallen

FE

Bitte befassen Sie sich noch einmal mit der Szene 15 »Auffallen in der Öffentlichkeit«.

Ich will meine Unabhängigkeit vor den Gedanken der anderen noch vertiefen.
Ich wähle entweder dieselbe Auffälligkeit wie in Szene 15 oder suche mir noch eine weitere.
Ich gehe damit nun durch ein vornehmes Lokal und schaue mich dabei suchend um.
Oder: Ich gehe damit durch den leeren Raum, der bei Straßenkonzerten oder anderen Darbietungen entsteht.
Ich gehe im Sinne der Achtsamkeit und der achtsamen Bewältigung.

Sinnvolle Lernziele:

Verhalten	Gedanken	Körperreaktionen

Welche (neuen) Erfahrungen kann Ihnen diese Begegnung bringen?
Eigentlich wissen Sie schon alles dazu, oder?

Die Szene 27 in der Realität

Bitte probieren Sie jetzt die Szene draußen aus.

Notieren Sie Folgendes:

Meine zwei bis drei Lernziele:
Kurze Beschreibung des Ablaufs:
Wie habe ich die goldene Regel angewendet und wie habe ich mich gefühlt?

5.15 Szene 28: Die Entscheidung zurücknehmen FE/N/(KO)

Sie erinnern sich an die Szene 18 »Die Rückgabe«? Diese Szene 28 ist eine Weiterführung.

Ich habe mich zu etwas überreden lassen, etwa, weil ich mir unsicher war oder weil ich das klare Nein (noch) nicht parat hatte oder weil ich mich in einem inneren Entscheidungskonflikt befunden habe. Das kann der Kauf eines Kleidungsstückes sein oder die Zusage, an einem mir wichtigen Tag Überstunden zu machen, oder die Zusage zu einer Einladung.

Ich will diese Zusage zurücknehmen.
Ich gehe z. B. in den Laden und teile mit, dass mir das Kleidungsstück bei näherem Betrachten zu Hause doch nicht gefällt und ich es deshalb zurückgeben will.
Ich gehe zu meiner KollegIn oder ChefIn und teile mit, dass ich an dem betreffenden Tag die Überstunden nicht übernehmen möchte; das habe ich bei genauerer Überlegung festgestellt (hier ist selbstverständlich zu prüfen, ob es arbeitstechnisch und rechtlich möglich ist – sollten die Überstunden eine Anweisung sein, können Sie versuchen, um Verlegung zu bitten, oder Sie müssen in den sauren Apfel beißen).
Ich sage meiner FreundIn, dass ich nach genauerer Überlegung die Einladung doch nicht annehmen kann; ich freue mich zwar darüber, kann mich derzeit aber nicht weiter mit Terminen vollpacken; das wird mir momentan zu viel (Beziehungsaspekt).

Ihre TherapeutIn zeigt Ihnen nun die Übung.

Aktion
Welche Lernziele schlagen Sie vor?

Verhalten	Gedanken	Körperreaktionen

Welche (neuen) Erfahrungen kann Ihnen diese Begegnung bringen?
Es gibt keine perfekte Selbstsicherheitshochleistung. Das heißt, dass Sie immer mal wieder auf dem falschen Fuß erwischt werden und Bitten, Angebote etc. bejahen, obwohl Sie sich dessen nicht sicher sind bzw. vielleicht im Grunde schon wissen, dass Sie Nein sagen möchten, aber auf dem Schlauch stehen mit der Antwort.
Es ist sehr oft möglich, Entscheidungen im Nachhinein zu korrigieren.

Nun überlegen Sie sich Ihre zwei bis drei wichtigsten Verhaltens- bzw. Lernziele, Ihre SUDs, warten auf eine ÜbungspartnerIn (in der Einzeltherapie ist das Ihre TherapeutIn) und machen das Rollenspiel. Viel Glück!

Aktion
Nun wenden Sie die goldene Regel an – erst Sie selbst, dann die anderen Gruppenmitglieder oder die TherapeutIn.

Aktion
Wie fühlen Sie sich jetzt?

Die Szene 28 in der Realität

Bitte probieren Sie jetzt die Szene draußen aus.

Entweder bietet Ihnen das Schicksal eine Möglichkeit, oder Sie inszenieren eine, z. B. indem Sie ein Kleidungsstück kaufen, das Sie am nächsten Tag zurückbringen und Ihre Fehlentscheidung ansprechen.

Notieren Sie Folgendes:

Meine zwei bis drei Lernziele:

Kurze Beschreibung des Ablaufs:

Wie habe ich die goldene Regel angewendet und wie habe ich mich gefühlt?

5.16 Szene 29: Der dritte Gesprächskontakt KO

Bitte lesen Sie noch einmal die Szenen 12 und 22 (erster und zweiter Gesprächskontakt) durch.
Diesmal geht es um Situationen, in denen die »Flucht« nicht mehr so leicht ist, in denen Gesprächspausen entstehen können, die auszuhalten sind. Aber das haben Sie ja in Szene 24 gut gelernt.
Und es geht um Situationen, in denen Ihnen die kontaktierte Person richtig gut gefällt oder richtig sympathisch ist.

Ich bin auf einer Party oder in einem Café, einem Restaurant. Ich entdecke eine Person, die mir gefällt, mit der ich reden möchte, die ich eventuell sogar näher kennenlernen möchte.
Ich setze oder stelle mich zu dieser Person und wende alles bisher Gelernte an, um mit ihr in Kontakt zu kommen. Pausen nütze ich zur Übung in Achtsamkeit.

Ihre TherapeutIn zeigt Ihnen nun die Übung.

Aktion

Welche Lernziele schlagen Sie vor?

Verhalten	Gedanken	Körperreaktionen

Welche (neuen) Erfahrungen kann Ihnen diese Begegnung bringen?

Fällt Ihnen zu dieser Frage noch etwas ein?

Nun überlegen Sie sich Ihre zwei bis drei wichtigsten Verhaltens- bzw. Lernziele, Ihre SUDs, warten auf eine ÜbungspartnerIn (in der Einzeltherapie ist das Ihre TherapeutIn) und machen das Rollenspiel. Viel Glück!

Aktion

Nun wenden Sie die goldene Regel an – erst Sie selbst, dann die anderen Gruppenmitglieder oder die TherapeutIn.

Aktion

Wie fühlen Sie sich jetzt?

Die Szene 29 in der Realität

Bitte probieren Sie jetzt die Szene draußen aus.

Notieren Sie Folgendes:

Meine zwei bis drei Lernziele:

Kurze Beschreibung des Ablaufs:

Wie habe ich die goldene Regel angewendet und wie habe ich mich gefühlt?

Folgender Abschnitt bereitet die nächste Szene vor.

Die nun folgende Übungsszene ist die letzte der vorgegebenen; sie beschließt die Aufbauübungen und leitet über in den dritten Teil des Trainings, nämlich in die persönlichen Übungsszenen.

Sie hat eine Besonderheit, die Sie nun künftig durch Ihre Rollenspiele führen wird: Sie ist zwar eine abgeschlossene Situation, aber, wie Sie sehen und erleben werden, ist mit ihr das Thema nicht beendet. Es geht um eine Auseinandersetzung zwischen der erwachsenen Tochter (hier die Übende) mit ihrer Mutter. Zwar scheint die Mutter wohl mit dem Ergebnis des Gesprächs zunächst zufrieden. Jedoch wird die Thematik noch in ihr gären. Denn ihr wurde etwas genommen, was ihre Beziehung zu ihrer Tochter maßgeblich definiert hatte: Die Tochter ist ihre Kleine und sollte das lange auch so bleiben. Von sich aus wäre die Mutter wohl nicht so ohne Weiteres dazu übergegangen, in ihrer Tochter die erwachsene Frau zu sehen. Die Tochter musste erst darauf aufmerksam machen. Dies wird, wie gesagt, nicht so leicht ohne Beeinträchtigungen in der Zukunft ablaufen. Es wird weitere Gespräche geben müssen; oder die Mutter wird sich neu orientieren müssen, was sie auch nicht so einfach von heute auf morgen erledigen können wird.

Darauf wird dann der dritte und letzte Teil des TSK Bezug nehmen. Denn die meisten persönlichen bzw. individuellen Situationen sind bezogen auf Personen, die Ihnen nahestehen bzw. denen Sie oft begegnen und mit denen Sie sich immer wieder konfrontieren und auseinandersetzen müssen.

5.17 Szene 30: Der Kosename — FO bzw. N/KO

Diese Szene ist die letzte der vorgegebenen Übungen.
Sie leitet über zu den freien Rollenspielen, die Sie selbst gestalten.
Ich werde von einem mir nahestehenden Menschen, dem ich mich verbunden fühle, immer wieder mit einem Kosewort angesprochen.

- Das könnte meine Mutter sein, die zu mir, der erwachsenen Tochter oder dem erwachsenen Sohn, »Kind« sagt.
- Das könnte meine Partnerin sein, die zu mir immer »Bär« sagt.
- Das könnte mein Partner sein, der mich immer »Mädele« nennt.

Mir gefällt das nicht mehr so gut, weil es nicht zu meinem Selbstbild als erwachsener Mensch passt.
(Es könnte aber sein, dass es mir gerade gut gefällt. Dann ist alles gut, und ich könnte vielleicht ausprobieren, dies meiner Mutter/meiner PartnerIn zu sagen. Die Beziehung wird damit sehr gepflegt!)
Ich spreche mit dieser Person über meine Gefühle zu ihr und zu dem Kosewort. Ich sage meine Wünsche dazu, bitte sie, dieses Wort nicht mehr zu verwenden, suche vielleicht ein anderes mit ihr ...

Ihre TherapeutIn zeigt Ihnen nun die Übung.

Aktion

Notieren Sie Vorschläge für Ihre Lernziele:

Verhalten	Gedanken	Körperreaktionen

Welche (neuen) Erfahrungen kann Ihnen diese Begegnung bringen?

Offenheit über Ihr Erleben und Ihre Wünsche stellt selbst beim Neinsagen Nähe her. Sollten Sie diese bei einer Person nicht wünschen, werden von dieser aber dennoch vertraulich angesprochen, dann bietet sich ab dem nächsten Abschnitt eine erste von Ihnen selbst geschaffene Szene an.

Nun überlegen Sie sich Ihre zwei bis drei wichtigsten Verhaltens- bzw. Lernziele, Ihre SUDs, warten auf eine ÜbungspartnerIn *(in der Einzeltherapie ist das Ihre TherapeutIn) und machen das Rollenspiel. Viel Glück!*

Aktion

Nun wenden Sie die goldene Regel an – erst Sie selbst, dann die anderen Gruppenmitglieder oder die TherapeutIn.

Aktion

Wie fühlen Sie sich jetzt?

Die Szene 30 in der Realität

Sollte diese Szene für Sie relevant sein, probieren Sie sie gleich aus.

Notieren Sie Folgendes:

Meine zwei bis drei Lernziele:
Kurze Beschreibung des Ablaufs:
Wie habe ich die goldene Regel angewendet und wie habe ich mich gefühlt?

5.18 Zweite Belohnung

Sie haben nun die Aufbauübungen absolviert, wieder viel Zeit und Kraft eingesetzt und sich um Ihre Veränderung zum Positiven bemüht. Sie sollten sich wieder etwas schenken.

Erinnern Sie sich an die erste Belohnung, die Sie sich gegeben haben. Vielleicht hatten Sie damals schon weitere Ideen, wie Sie sich eine Freude bereiten könnten. Vielleicht haben Sie aber in der Zwischenzeit auch schon begonnen, sich – unabhängig von bestimmten Handlungen – öfter zu erfreuen oder zu beglücken, einfach so.

Nutzen Sie *jetzt* diesen Zeitpunkt, um in Zukunft immer häufiger daran zu denken, dass Freude das Leben und Ihr Erleben leichter und beschwingter macht und dass Sie es sind, die dazu beitragen kann, dass Freude ein wichtiger und häufiger Bestandteil Ihres Alltags ist. Sammeln Sie hier nun Ideen für Aktivitäten, Kontakte mit Menschen, kleine und große Geschenke oder was Ihnen einfällt, um immer wieder nachlesen zu können, was Ihnen guttut:

KAPITEL 6

Die persönlichen Übungsszenen

Sie haben die *vorgegebenen* Szenen bearbeitet. Jetzt sind Sie gut ausgestattet, Ihre ganz persönlichen, schwierigen zwischenmenschlichen Probleme zu bewältigen. Diese können sein:

- Nachbarn sind oft und über Gebühr laut.
- KollegInnen übergehen Sie oder wehren Sie ab.
- Vorgesetzte überfordern Sie oder sind nicht erreichbar, wenn Sie etwas von ihnen brauchen.
- Freunde nutzen Sie aus.
- PartnerInnen beschimpfen Sie oder sind unzuverlässig oder gehen abfällig mit Ihnen um.

Bitte sammeln Sie nun typische schwierige Situationen aus Ihrem persönlichen Leben. Achten Sie dabei darauf, sie so konkret wie möglich zu formulieren. Ihre TherapeutIn wird Ihnen dabei helfen.

Wie Sie daraus ein Rollenspiel konstruieren, erfahren Sie im folgenden Abschnitt.

6.1 Die Konstruktion eines Rollenspiels

- Genaue Beschreibung einer *möglichst kurzen und überschaubaren*, konkreten Situation (wo, wer, was, wie, wann). Dabei kann das Verhalten der Person, um die es der Übenden geht, von ihr vorgespielt werden, denn im Rollenspiel soll ja dann jemand diese Rolle übernehmen.
- Genaue Zielformulierung der Situationsziele: Hier ist die Frage, worauf es im Geschehen hinauslaufen soll; mit anderen Worten, was die Ziele der Situation sind. Beispiel: Bei der Szene 11 ist das Situationsziel, den Sitzplatz zu bekommen.
- Definition des sozialen Bereichs/der sozialen Bereiche (öffentliche Beachtung, Kontakt, Forderung, Neinsagen).

- Genaue Zielformulierung der Lernziele: Hier ist die Frage, welche im TSK bisher erlernten Fertigkeiten (skills) angestrebt werden sollen. Dieser Punkt bezieht sich also auf die Verhaltens-, die kognitiven und die Achtsamkeitsziele. Beispiel: Bei der Szene 11 sind einige dieser Ziele der Loop, klare und deutliche Sprache, Blickkontakt, selbstversichernde Gedanken; Akzeptanz von Ärger, Erregung etc.
- Durchführung des Rollenspiels bzw. der Rollenspiele. Sie sind jetzt selbstsicher genug zu *experimentieren*; d.h., Sie können ausprobieren, welche Lernziele am besten zu den Situationszielen führen. Oder Sie können beim Experimentieren feststellen, dass Sie die Situationsziele verändern sollten.
- Rückmeldung:
  - Zusammenfassung der wirksamen, zielführenden Verhaltensweisen.
  - Dabei auch Information über die erlebten Gefühle des Übungspartners (z.B.: »Vor allem deine ruhige Stimme hat mich selbst beruhigt«).
- Flexibilität: Ein Rollenspiel, das auf diesem Lernniveau in dieser Weise durchgeführt wird, kann wiederholt, umgebaut, verkürzt, verlängert werden. Die goldene Regel wird bunter, durchlässiger, eben flexibler.

Sie sind jetzt sicher so weit trainiert, dass Sie keinen Perfektionismus mehr anstreben. Es gilt:

- Weniger ist mehr.
- Kürzer ist besser als zu lang.
- Die zu übende Szene ist der erste Schritt von mehreren, die folgen können. Erwarten Sie also nicht, dass Sie mit einer Übungsszene ein ganzes Problem lösen können (s. die Vorbemerkungen zur Szene 30).
- Hartnäckige Probleme erfordern eventuell weiterführende Therapien, wie z.B. eine Paartherapie.

6.2 Hinweise und Erinnerung

Wie Sie oben sehen, geht es jetzt ans Eingemachte, also meistens an Situationen mit Menschen, mit denen Sie *in einer Beziehung stehen* (FreundInnen, PartnerInnen) bzw. mit Menschen, denen Sie *häufig oder täglich begegnen* (Nachbarn, KollegInnen, Vorgesetzte).

Sie lösen Probleme mit diesen Menschen, indem Sie wie bisher die Sachebene in den Fokus nehmen. Meist wird es aber auch nötig und sinnvoll sein, *die Beziehungs-*

ebene mit einzubeziehen. Das betrifft insbesondere Menschen, denen Sie verbunden sind oder (wieder) näherkommen wollen (s. Szene 13).

Sie wissen, dass Sie also über ihre Befindlichkeit, ihre Gefühle sprechen und dass Sie sich für die Befindlichkeit und die Gefühle des/der anderen interessieren sollen.

Wir wissen, dass Partnerschaften, Ehen, Freundschaften dann vertieft und dauerhaft werden können, wenn sich die Beteiligten ausdrücklich, explizit, also in direkter Rede, über ihre jeweiligen Gefühle unterhalten. Nicht dauernder Gleichklang, nicht Konfliktfreiheit oder Friede-Freude-Eierkuchen sind die Formen, die Nähe unter Menschen zu einer wirklich befriedigenden Beziehung werden lassen, sondern der Austausch auch im Konflikt. Eine gelungene Kommunikation, also ein gelungener Austausch zwischen einander nahestehenden Menschen, ist geprägt von der Verständigung über das Erleben und die Gefühle, auch über die sogenannten negativen Gefühle (→ Kap. 1.4).

Voraussetzung dafür ist, dass Sie sich Ihrer Gefühle und deren Berechtigung ganz sicher sind. Die wesentliche Grundlage dafür ist,

- dass Sie Ihren Wert kennen,
- dass Sie sich selbst wertschätzen können,
- dass Sie weniger Unsicherheits- und Angstgefühle im Umgang mit anderen haben,
- dass Sie sich Ihrer Gefühle, Wünsche und Bedürfnisse und deren Berechtigung sicher sind und
- dass Sie über die umfangreichen Skills der sozialen Kompetenz verfügen.

Dies waren die Ziele der Basis- und Vertiefungsübungen.

Ohne diese Fertigkeiten ist es äußerst schwer, die ganz brennenden Probleme angemessen lösen zu können.

Sie erinnern sich, dass Sie von Beginn an darauf trainiert wurden, Ihre Gefühle differenziert wahrzunehmen, wertzuschätzen und zu äußern. In nahen Beziehungen ist diese Fähigkeit unabdingbar.

Ich weiß, was Sie sich schon lange fragen: »Es kann ja sein, dass ich das lerne, was ist aber, wenn mein Gegenüber diese Regeln nicht beherrscht? Und er beherrscht sie wirklich nicht – von wegen Gefühlsmitteilungen; dass ich nicht lache.« Die Antwort ist recht einfach:

Wenn Sie diese Technik beherrschen, werden Sie sehr weit kommen, egal, wie gut Ihr Gegenüber dabei ist!

Allerdings ersetzen diese Übungen nicht eine eventuell notwendige *weiterfüh-*

rende Paartherapie. Sollte es sich herausstellen, dass es sinnvoll wäre, eine solche aufzusuchen, erhalten Sie Hilfe von Ihrer TherapeutIn.

Dann sind Sie aber auch ein gutes Stück weiter und sehen im Dickicht Ihrer Gefühle klarer!

6.3 Der Kreis schließt sich

Nach Beendigung der Therapie wird die Beschäftigung mit sich und Ihren Mitmenschen im neuen Sinn, also im Sinn dieses Trainings, für Sie aber nicht enden.

Beziehung, insbesondere eine gute Beziehung zu anderen, aber auch zu uns selbst, fällt uns nicht zu, sie braucht tägliche Auseinandersetzungsbereitschaft – Kompetenz, Selbstvertrauen und Mut.

Und bisweilen ist es auch so, dass Sie erst in der neuen Art der Auseinandersetzung mit PartnerInnen und FreundInnen ganz bewusst erkennen können, dass nur eine Trennung die richtige Lösung ist. Ihre neu gewonnene Selbstwertschätzung, Sicherheit und soziale Kompetenz werden Ihnen helfen.

Auch Zufriedenheit am Arbeitsplatz fällt uns nicht zu. Manchmal haben wir Glück, und unsere KollegInnen und Vorgesetzte sind selbst kompetent und kooperativ. Manchmal sieht es aber auch anders aus, und wir sind täglich aufgerufen, nach adäquaten und kompetenten Lösungen zu suchen.

Ganz im Sinne der anfangs erwähnten Fähigkeit zum *Selbstmanagement* sind Sie aufgerufen, Ihr Leben in die Hand zu nehmen!

6.4 Dritte Belohnung

Hier sollen Sie im Grunde nur noch einmal an den freundlichen selbstwertschätzenden und selbstbelohnenden Umgang mit sich erinnert werden.

Notieren Sie hier, was Ihnen mittlerweile in dieser Hinsicht zur Selbstverständlichkeit geworden ist, und notieren Sie neue Ideen und konkrete Umsetzungen:

KAPITEL 7

Schlusswort zum Trainingsteil

Sie haben viel und schnell gelernt; Sie haben so schnell gelernt, dass Ihre Fertigkeiten Ihnen vorauseilen und Ihr Selbstbild vielleicht sogar noch etwas Zeit braucht, um sich den Veränderungen anzupassen.

Aus den Studien zu den Selbstsicherheitstrainings, insbesondere zum ATP (eine Auflistung der Studien findet sich bei Ullrich 2002), wissen wir, dass sich die grundsätzliche Selbsteinschätzung, das globale Bild, das Sie von sich haben, oft nicht in der Geschwindigkeit verbessert wie die konkreten Kompetenzen. Haben Sie also Geduld, in einigen Monaten werden Sie – vielleicht überrascht – feststellen, dass Sie einiges ganz anders betrachten als bisher, dass Sie – ohne es bewusst gemerkt zu haben – sich selbst und die Welt in einem ganz neuen Licht sehen können. Ich greife hier ein – übrigens durchaus allgemein bekanntes – Bild auf, welches ich in meinem Buch »Innere Bilder in der Verhaltenstherapie« (Güroff 2022) beschrieben habe: die Geschichte vom »hässlichen Entlein«, welches seine Zeit braucht, um zu erkennen, dass es längst ein schöner Schwan geworden ist. Wir tragen noch lange das ursprüngliche Selbstbild in uns von dem unvollkommenen, unsicheren oder unattraktiven Menschen, bis wir endlich erkennen und sehen (!), wie weit wir schon gekommen sind.

Und denken Sie daran: Unser Leben hat Höhen und Tiefen; das Dauerglück gibt es nicht. So wie die Erde Jahreszeiten kennt, in denen sie sich in sich zurückzieht, weil es kalt und ungemütlich geworden ist, so wie sie dann aber wieder mit neuer Kraft blühen und Früchte tragen kann, so wechselt auch Ihr Leben (s. dazu auch Güroff 2022).

Es kann geschehen, dass Sie Tage haben, an denen Sie denken, Sie hätten sich überhaupt nicht verändert. Das sind aber nur Gedanken. Ihr Unterbewusstsein weiß es besser:

Die neuen Sicht- und Erlebensweisen sind tief in Ihrem Inneren verankert und wirken von dort immer weiter zu Ihrem Wohlbefinden, auch in seelischen Wintertagen. Sie werden es genau spüren.

Mein früherer Lehrer, Rüdiger Ullrich, hat seinen PatientInnen, die bei ihm ein Selbstsicherheitstraining durchgeführt hatten, für solche Wintertage oft Selbstsicherheitsübungen »verschrieben«; er hat ihnen empfohlen, sich ihr Buch wieder vorzunehmen, sich an Gelerntes zu erinnern und Übungen auszusuchen, die sie machen möchten.

Wie Sie selbst erlebt haben und folglich wissen, haben die Übungen immer zur Beflügelung beigetragen, Mut gemacht, ein bisschen Freude in den Tag gebracht.

Ich verschreibe Ihnen nun auch, dass Sie dieses Manual immer wieder einmal anschauen, sich erinnern und Übungen wiederholen.

Viel Glück für Ihr weiteres Leben wünsche ich Ihnen!

TEIL III

Informationen für TherapeutInnen

KAPITEL 8

Theoretische Grundlagen

Im Folgenden sollen einige theoretische Grundlagen sowie die bei der Durchführung des TSK speziell zu beachtenden Aspekte vorgestellt werden.

Wie in der Einleitung erwähnt, verzichte ich bewusst auf die Darstellung von Theorien zur Genese, neuerer Forschungsergebnisse zur sozialen Phobie und weiterer theoretischer Hintergründe. Interessierte seien hierzu auf die einschlägige Fachliteratur verwiesen. Hervorheben möchte ich die Arbeiten von Stangier et al. Sie haben ausführliche und aktualisierte Studienergebnisse zur sozialen Phobie und sozialen Angststörung vorgelegt. Beschrieben werden Störungstheorien, Erklärungsmodelle zur Genese sowie Diagnostikmaterialien (Stangier et al. 2016). Des Weiteren wurde ein kognitiv-verhaltenstherapeutisches Behandlungsmodell vorgelegt (Stangier et al. 2009). Aber auch die grundlegenden Arbeiten zum ATP von Ullrich (2002) und Ullrich und de Muynck (2001, 2004, 2006) sind bis heute richtungsweisend.

Hier möchte ich mich auf die folgenden vier Aspekte beschränken:

- Der Begriff Selbstsicherheit/soziale Kompetenz
- Ein Modell des Behandlungsziels Selbstsicherheit/soziale Kompetenz
- Diagnose und das Modell der Störungen der Selbstsicherheit/sozialen Kompetenz
- Indikation und Vorbereitung

8.1 Der Begriff Selbstsicherheit/soziale Kompetenz

In der Literatur und im allgemeinen Sprachgebrauch werden Begriffe wie Selbstsicherheit, Selbstbehauptung, soziale Kompetenz, Selbstvertrauen verwendet. Keiner trifft unser Anliegen genau, weil sie alle zu kurz greifen bzw. nur Teilaspekte benennen.

Das Gleiche gilt für den Störungsbegriff: soziale Angst, soziale Phobie, Unsicherheit, Schüchternheit, soziale Inkompetenz etc.

Auch die Definition der sozialen Phobie im ICD-10 (International Classification of

Diseases, 10. Version; Verschlüsselungscode F 40.1) greift im Sinne dieses Trainingsprogramms noch zu kurz, wie ich im Folgenden zeigen will. Indem hingegen soziale Ängste unter die Persönlichkeitsstörungen subsumiert werden (z.B. F60.6), wird meines Erachtens zu weit gegriffen (zur Diagnose → Kap. 8.3).

Hoffen lässt uns die ICD-11. Hier wird, verschlüsselt nach dem Code 6B04, die »soziale Phobie« durch die »soziale Angststörung« ersetzt. Damit wird das Störungsbild weiter gefasst, was den Tatsachen deutlich mehr gerecht wird. Der Begriff »Phobie« wird in der Regel verwendet für eine irrationale Angst vor einem bestimmten Objekt, was bei der Angst in sozialen Situationen nicht zutrifft. Der Begriff »Angststörung« ist passender, weil er betont, dass es sich um eine breiter angelegte Störung handelt, die mit anhaltender und oft generalisierter Angst vor anderen Menschen verbunden ist und eben nicht um eine isolierte Phobie, wie wir sie z.B. bei der Spinnenphobie kennen.

Es sei noch darauf hingewiesen, dass in der ICD-11 die Ausdifferenzierung der Persönlichkeitsstörungen wegfällt. Wie ich später zeigen werde (→ Kap. 8.3 »Zum Modell der Störungen der Selbstsicherheit/sozialen Kompetenz«), sind die gewohnten Kategorien der Persönlichkeitsstörungen aus dem ICD-10 aber durchaus hilfreich für das Verständnis der verschiedenen problematischen Vermeidungsstrategien in den vier sozialen Bereichen.

Nach Ullrich und de Muynck (2001, 2004, 2006) sind die meisten psychischen Störungen, die eine Psychotherapie erforderlich machen, Folgen sozialer Störungen. Es geht also zudem um wesentlich mehr als »nur« Angstfreiheit vor anderen Menschen; Ziel ist die Verbesserung der sozialen Bezüge des Menschen, die Optimierung des zwischenmenschlichen Geschehens sowie die Verbesserung und Stabilisierung des Selbstwertgefühls und des Selbstbildes.

Dies macht deutlich, dass ein komplexes Erlebens- und Verhaltensmuster erfasst und beschrieben werden soll, für das es im Deutschen keinen befriedigenden Einzelbegriff gibt.

Gleichwohl habe ich mich wegen der Geläufigkeit und des allgemeinen Konsenses auf das Begriffspaar Selbstsicherheit und soziale Kompetenz festgelegt. Denn um die Gefühle der Sicherheit und die Handlungsfähigkeiten, sprich Kompetenzen, geht es ja im Kern.

8.2 Modell des Behandlungsziels Selbstsicherheit/ soziale Kompetenz

Diese Begriffe sind global und bedürfen der Konkretisierung, die ich in drei Schritten vorstellen möchte.

Für diese Konkretisierung bietet sich das bekannte SORC-Schema (Kanfer & Saslow 1969, 1974) an, also das Systemmodell menschlichen Erlebens und Verhaltens, das die Grundstruktur verhaltenstherapeutischen Denkens bildet. Eine ausgezeichnete Übersicht über die Grundlagen der Verhaltensanalyse findet sich bei Reinecker (2015).

Selbstsicherheit bzw. soziale Kompetenz ist nicht etwas, was man zusammenhanglos hat oder nicht hat; sie ist vielmehr Teil eines äußerst komplexen Regelkreises, also eines Bedingungsgefüges.

Im ersten Schritt stelle ich diese Begriffe im SORC-Schema allgemein dar (1), im zweiten Schritt nehme ich die Konkretisierung der einzelnen Aspekte vor (2) und im dritten Schritt gebe ich konkrete Beispiele zur Verdeutlichung (3).

1. Selbstsicherheit/soziale Kompetenz – Darstellung in SORC-Parametern

S (Stimulus) = Soziale, also zwischenmenschliche Situationen.

O (Organismus) = Diese Variable ist sehr weit definiert; sie bezog sich ganz ursprünglich nur auf biologische, physiologische und körperliche Faktoren, die unspezifisch auf das Geschehen steuernden Einfluss nehmen. Heute sind *die gesamten Erfahrungen* im weitesten Sinn aus der Biografie zu subsumieren, die »geronnene Lebensgeschichte«, wie Reinecker es nennt. Ich möchte hier auf die Bedeutung der Modelle durch Eltern, Erziehungspersonen, aber auch Medien hinweisen. Sie erfasst des Weiteren

- die Analyse der Oberpläne und Pläne nach Grawe und Caspar (1984), der Überlebensregeln nach Sulz (z. B. Sulz & Hauke 2009) bzw. der Schemata nach Young (z. B. Young et al. 2006),
- die Analyse des Selbstkonzeptes,
- der Wertesysteme und
- der Einstellungen und Erwartungen.

Das bedeutet für die O-Variable, dass eine selbstsichere und sozial kompetente Person im Idealfall (den es so nicht gibt!) über folgende Aspekte verfügt: Sie ist körperlich/physiologisch und intellektuell ausreichend ausgestattet, um mit Menschen Umgang pflegen zu können; sie hat Erfahrungen und Modelle im Verlauf der Lebensgeschichte gehabt, auf die sie für einen adäquaten Umgang mit anderen zurückgreifen kann; sie hat Oberpläne, Pläne, Überlebensregeln und Schemata, die diesen Umgang adäquat steuern helfen; sie verfügt über ein positives Selbstkonzept und positive Wertesysteme sowie im weitesten Sinne positive Erwartungen an Menschen.

R (Reaktion) = Selbstsichere und sozial kompetente Erlebens- und Reaktionsmuster.

C Konsequenz) = Relativ hohe kurz- und langfristige individuelle und soziale Verstärkungsrate.

Mit anderen Worten heißt das: Eine selbstsichere und sozial kompetente Person verfügt in der Konfrontation mit sozialen Situationen, also im Umgang mit anderen Menschen (S), über körperliche Grundbefähigungen zum Umgang mit anderen Menschen, sozial förderliche Erfahrungen, Pläne und Schemata, Wertesysteme, Einstellungen und Erwartungen zu sich und anderen (O), erlebt und verhält sich in diesen Situationen selbstsicher und kompetent (R), ist dabei in der Lage, sich selbst positiv zu verstärken, und erfährt sowohl kurz- als auch langfristig ein hohes Ausmaß an positiver Verstärkung von der sozialen Umwelt, welche sie akzeptieren kann (C).

Damit unterliegen Selbstsicherheit und soziale Kompetenz einem positiven sich selbst erhaltenden Regelkreis.

2. Konkretisierung der SORC-Aspekte

Die Kategorie S

Ullrich und de Muynck (2001, 2004, 2006) unterscheiden vier Hauptbereiche, in die sich alle sozialen, also zwischenmenschlichen Situationen einordnen lassen. Diese sind Ergebnis wissenschaftlicher Studien und daher von allgemeiner Gültigkeit:

- Situationen öffentlicher Beachtung: Hierunter sind alle Ereignisse zu verstehen, in denen die Person unter Beobachtung, »auf dem Prüfstand« steht; z.B. bei Vorträgen, beim Betreten eines Raumes, in dem sich Menschen befinden, am Arbeitsplatz, bei Prüfungen etc.
- Kontaktsituationen: Hierunter verstehen wir Situationen, in denen Menschen

einander persönlich begegnen, miteinander ins Gespräch kommen, miteinander spielen, tanzen etc.

- Forderungssituationen: Hierunter sind alle Situationen zu verstehen, in denen die Person von anderen etwas verlangen, fordern, bekommen will wie Informationen, Geld, Gerechtigkeit etc.
- Neinsage- bzw. Abgrenzungssituationen: Hierunter verstehen wir alle Situationen, in denen sich die Person von Forderungen oder Erwartungen anderer Menschen abgrenzen oder distanzieren will.

Diese vier Bereiche bilden sehr gut die wesentlichen sozialen Grundbedürfnisse des Menschen ab, die meines Erachtens jeder Mensch mit auf die Welt bringt und deren Verletzung oder Missachtung zu Störungen führt, die hier zur Diskussion stehen.

Diese in →Kap. 1.1 dargestellten wesentlichen sozialen Grundbedürfnisse lassen sich folgerichtig aus diesen Bereichen ableiten.

Die Kategorie O

Unter körperlichen/physiologischen Grundvoraussetzungen, die in diese Variable einzuordnen sind, verstehen wir Fähigkeiten, die eine Grundvoraussetzung für zwischenmenschliches Geschehen sind, wie z. B. ein gewisses Maß an intellektuellem Verständnis für Zusammenhänge. Unter förderlichen Erfahrungen, Plänen/Oberplänen/Schemata sowie Wertesystemen und Einstellungen für eine sozial kompetente Auseinandersetzung mit anderen Menschen will ich humanistische Grundhaltungen verstanden wissen, wie sie in den *Menschenrechten* definiert sind.

Die Einstellung, dass die Würde des Menschen ein Gut ist, welches es zu achten gilt, dass diese Würde sich auf mich und auf die anderen bezieht, dass alle Menschen gleichberechtigt sind, dass folglich meine Rechte und die der anderen von Bedeutung sind, ebenso meine Gefühle, Wünsche und Bedürfnisse und die der anderen, ist für eine tragfähige zwischenmenschliche Gemeinschaft unabdingbar.

Ich behaupte also, dass ein Mensch, der die Menschenrechte für sich nicht als gültig erachtet, per definitionem nicht unter die selbstsicheren und sozial kompetenten Personen zu subsumieren ist.

Unter einem positiven Selbstkonzept ist (nach Banduras Konzept der self-efficacy; Bandura 1977, 1986) die Fähigkeit zu verstehen, sich selbst ausreichend zu achten und zu lieben, Vertrauen in die eigenen Fähigkeiten zu haben und sich selbst positiv zu bewerten.

Unter sozial kompetenten Erwartungen sollen möglichst realistische Erwartungen an den allgemeinen Umgang der Menschen untereinander verstanden werden, also z. B. das Wissen, dass statistisch betrachtet die meisten Menschen in einem demokratischen Kulturkreis und in Friedenszeiten im täglichen Umgang ungefährlich und anständig sind, dass sie einander grundsätzlich akzeptieren, auch mich als Person.

Die Kategorie R

Die verschiedenen Situationen erzeugen unterschiedliche Reaktionen: Wir unterscheiden bei dieser Variable vier Ebenen:

- *Die kognitive Ebene:* Eine Person weiß in der jeweiligen Situation, was sie will, gesteht sich diese Wünsche und die damit verbundenen Gefühle zu und entschlüsselt die Situation adäquat. Sie verfügt zudem über förderliche Verhaltensregeln: Diesen Begriff möchte ich als zweite kognitive Kategorie einbringen in Anpassung an die Plananalyse von Grawe und Caspar (s. O-Variable), die von Oberplänen, daraus resultierenden Plänen und daraus wiederum resultierenden Verhaltensregeln sprechen.
  Ein weiterer diesem entsprechender Begriff aus der kognitiven Verhaltenstherapie ist der der *Selbstinstruktion*. Das bedeutet, dass die Person sich selbst gedanklich ermutigt und stützt. Es findet ein positiver innerer Dialog statt.
- *Die emotionale Ebene:* Eine Person fühlt sich in der jeweiligen Situation sicher; sie erlebt wenig Angst bzw. fühlt sich sicher, sie bewältigen zu können. Sie hat Zugang zu ihren Gefühlen, Wünschen und Bedürfnissen, die sie in der jeweiligen Situation erlebt.
- *Die physiologische (körperliche) Ebene:* Eine Person reagiert in einem bewältigbaren Ausmaß an körperlicher Erregung und Anspannung, also mit relativ niedrigem Arousal. Extreme Körperreaktionen, die die Denk- und Handlungsfähigkeit einschränken, treten nicht auf, bzw. ein hohes Arousal kann bewältigt werden und ist deshalb relativ kurzfristig.
- *Die Handlungsebene:* Die Person verfügt über eine Vielzahl von verbalen, motorischen und mimischen-gestischen Fertigkeiten im Umgang mit anderen, eben die sozialen Kompetenzen (social skills), welche je nach situativen Gegebenheiten variieren; z. B. Zuwendung, Ausreden lassen, freundliches Zuhören in Kontaktsituationen, ernster Gesichtsausdruck bei Abgrenzungssituationen; allgemein Blickkontakt, deutliches Sprechen, Ich-Gebrauch. Das bedeutet, dass diese Fertigkeiten adäquat, der jeweiligen Situation entsprechend eingesetzt werden können. Zudem besteht eine hohe Kongruenz von Gefühlen und Wünschen mit der Handlung.

Es folgt nun eine Auflistung von sozialen Kompetenzen bzw. Fertigkeiten für die einzelnen Bereiche.

Tab. 1: Wesentliche Basisfertigkeiten auf kognitiver und behavioraler Ebene in den vier sozialen Bereichen

	Kognitiv	Verhalten
Fehlschlagangstsituationen (FE)/ Öffentliche Beachtung	■ »Ich darf mir Fehler erlauben.« ■ »Keiner ist perfekt.« ■ »Je eher ich mir Fehler erlaube, desto gelassener bin ich.« ■ »Ich kann das.« ■ »Ich bewege mich und spreche ganz ruhig und langsam.« ■ »Ich baue jetzt in die Übung einmal absichtlich kleine Fehler ein und schaue, was passiert.« ■ »Ich kann es nicht allen recht machen und ich will es auch gar nicht« ■ Etc.	■ Blickkontakt ■ Laut und deutlich sprechen ■ Aufrechte Haltung ■ Fehler zulassen und nicht mit Lachen oder Selbstabwertung kommentieren ■ Langsam sprechen ■ Langsam bewegen ■ Ich-Gebrauch ■ Etc.
Kontaktsituationen (KO)	■ »Ich bin liebenswert.« ■ »Ich interessiere mich für den/die Menschen, mit dem/denen ich zu tun habe.« ■ »Ich bin neugierig auf mein Gegenüber;« ■ »nicht jeder kann zu jeder Zeit kontaktbereit sein.« ■ »Es muss mich nicht jeder mögen.« ■ »Everybody's darling is everybody's Depp« ■ Etc.	■ Blickkontakt ■ Lächeln ■ Zuwenden ■ Komplimente annehmen ■ Komplimente geben ■ Persönliche Fragen stellen ■ Gefühle und Erleben direkt ansprechen ■ Interesse zeigen durch Ausreden-lassen ■ Verstärken durch Nicken ■ Verbalisieren ■ Nachfragen ■ Über sich selbst reden ■ Ruhig bleiben bei Gesprächspausen ■ Ich-Gebrauch ■ Körperliche Nähe zulassen (z. B. beim Tanzen, Begrüßen) ■ Etc.
Forderungssituationen (FO)	■ »Meine Forderung ist berechtigt.« ■ »Ich habe ein Recht auf meine Wünsche und Forderungen.« ■ »Ich halte zu mir.« ■ »Jetzt im Moment ist mir mein Anliegen sehr wichtig.«	■ Blickkontakt ■ Laut und deutlich sprechen ■ Überflüssiges Entschuldigen weglassen ■ Keine Rechtfertigungen ■ Ernst bleiben

	Kognitiv	Verhalten
	▪ »Wenn ich mich jetzt mit meinem Anliegen durchsetze, heißt das nicht, dass ich nicht in anderen Situationen nachgeben könnte.« ▪ »Ich bin auch kompromissfähig, aber jetzt möchte ich nur mich und mein Anliegen vertreten.« ▪ Etc.	▪ Bei Widerstand: eventuell unterbrechen ▪ Das eigene Anliegen wiederholen (Technik des Loop, → S. 107) ▪ Niemals beleidigen, verletzen etc. ▪ Nur zur Sache sprechen ▪ Ich-Gebrauch bei nahen Beziehungen: Problemlösung unter Einbeziehen der Beziehung ▪ Etc.
Neinsage-/ Abgrenzungssituationen (N)	▪ Wie unter FO und: ▪ »Wenn ich jetzt meine Interessen wieder zurückstelle, werde ich mich ärgern über mich.« ▪ »Wenn sich mein Gegenüber jetzt über mich ärgert, werde ich das aushalten können, denn der Ärger wird auch verfliegen.« ▪ »Wenn mein Gegenüber jetzt durch mich enttäuscht wird, wird er damit fertig werden können.« ▪ »Die Menschen sind langfristig eher froh, wenn sie wissen, dass ich ehrlich bin.« ▪ »Wenn mich mein Gegenüber tatsächlich weniger mögen würde, weil ich jetzt mein Anliegen über das seine setze, muss ich mir ernsthaft Gedanken über diese Beziehung machen.« ▪ Etc.	▪ Wie unter FO

Die Kategorie C

Selbstsicheres und sozial kompetentes Verhalten wird mit höherer Wahrscheinlichkeit von den Menschen verstärkt als unsicheres und inkompetentes Verhalten. Es ist ein Faktum, dass Menschen, die souverän zu ihren Fehlern stehen, die offen ihre Kontaktwünsche zeigen, die klar und deutlich und ohne Einschränkung ihre Forderungen stellen und die sich gut abgrenzen können, mehr Respekt und Zustimmung erfahren als solche, die dabei dieses Verhalten nicht zeigen.

Die soziale Verstärkung ist in allen Situationen, die mit sozial kompetentem Muster gelöst werden, mit erhöhter Wahrscheinlichkeit zu erwarten.[6] Zudem ist ein solcher Mensch in der Lage, sich selbst zu verstärken in Gedanken und Handlungen. Und schließlich kann diese Person die Verstärkung anderer akzeptieren, statt sie abzuwehren.

3. Beispiele

Beispiel 1

Julia erhält von einer Freundin telefonisch eine Einladung zu einer Party (S: Kontaktbereich).

Julia ist 18 Jahre alt, derzeit Single; sie ist gern unter Leuten, feiert gern und hätte gern wieder einen Freund (O-Variable: Aspekte, die nichts mit sozialer Kompetenz zu tun haben, aber das folgende Geschehen steuern).

Ihr Männerbild ist eher positiv, ohne naiv zu sein, ebenso ihr Selbstbild. Sie erwartet, dass sie bei Männern gut ankommt, und sie erwartet, dass Männer an den Orten, die sie aufsucht, in aller Regel okay sind, und sie geht davon aus, dass sie mit Fähigkeiten ausgestattet ist, ihre Beziehung zu Männern gut zu gestalten (O-Variable: Wertesystem, Einstellungen, Erwartungen, Pläne).

Julia freut sich, ist neugierig und glücklich (R emotional); ihr Herz hüpft, sie hat den Impuls zu lachen und sich zu bewegen (R physiologisch/körperlich). Ihre Gedanken kreisen um Inhalte wie »Wie gut, dass ich jetzt eingeladen werde«, »Da sind bestimmt nette Typen dabei«, »Ich ziehe das schicke Blaue an«, »Ich freue mich jetzt schon aufs Tanzen« (R kognitiv). Julia sagt zu und bedankt sich bei der Freundin (R Handlung).

Die Freundin zeigt ihrerseits ihre Freude über die Zusage. Sie sagt vielleicht: »Cool, dass du kommst, das freut mich voll total« oder was man heute so sagt (C: C+ von der Umwelt). Julia ist höchst zufrieden damit, dass sie spontan zugesagt hat (C: eigene C+).

6 Ich bin mir der Einschränkungen im Klaren: So werden leider auch heute oft noch ein und dieselben Verhaltensweisen (z. B. bei der Durchsetzung von Forderungen) unterschiedlich verstärkt, je nachdem, ob es eine Frau ist oder ein Mann. Was bei Männern gerne mit anerkennenden Worten wie »starker Typ, der weiß, was er will«, »ein ganzer Kerl« versehen wird, kann bei Frauen gerne als »zickig« oder »Xanthippe« abgewertet werden. Dank der nimmermüden feministischen Kampagnen hat sich dies in den letzten Jahren deutlich verbessert. Jedoch gilt es, achtsam zu bleiben.

Beispiel 2

Birgit hatte einem Bekannten 200 Euro geliehen und von ihm das Versprechen erhalten, das Geld innerhalb eines Monats wiederzubekommen. Es sind sechs Wochen vergangen, und Birgit hat noch nichts von ihm gehört. Sie will ihr Geld zurück und beschließt, ihn anzurufen, um das Geld zu verlangen (S: Forderungen stellen).

Birgit hat die Einstellung, dass Versprechen gehalten werden sollen, dass Menschen sich um die Einhaltung bemühen sollen, dass sie sich miteinander besprechen müssen, wenn etwas dazwischenkommt, dass ihre persönlichen Anliegen von anderen geachtet werden (sollen), ebenso wie sie die der anderen zu achten bemüht ist. Sie geht des Weiteren davon aus, dass ein Anruf und die Erinnerung an die Schulden, also ein direktes Ansprechen ihres Anliegens, zum Erfolg führen bzw. zur Klärung beitragen werden (O-Variable: Wertesystem, Einstellungen, Erwartungen, Pläne).

Sie denkt etwa: »Ich werde das Problem jetzt lösen, rausschieben würde mich nur ärgern« oder »Ich will nicht herumreden, am besten spreche ich das jetzt direkt an, dann klappt das schon« oder Ähnliches (R kognitiv).

Sie fühlt sich vielleicht ärgerlich, aber auch zuversichtlich, entschlossen (R emotional).

Sie ist relativ ruhig und entspannt (R physiologisch/körperlich).

Sie ruft an und sagt etwa: »Wir hatten ausgemacht, dass du mir spätestens nach einem Monat die 200 € wiedergibst. Jetzt sind sechs Wochen vergangen. Bitte gib mir jetzt das Geld zurück.« Sie verzichtet dabei auf Entschuldigungen oder überflüssige Rechtfertigungen und spricht klar und deutlich (R Handlung).

Der weitere Verlauf hängt nun von der Reaktion des Bekannten ab (für dieses Beispiel setze ich voraus, dass er das Geld hat). Es ist wahrscheinlich, dass er etwas zerknirscht ist und ihr recht gibt und das Geld bald überreicht (C: sofortiger C+).

Es kann aber sein, dass er eher unsoziale Wertesysteme hat und zunächst versucht, sich zu entziehen, indem er sagt: »Sei nicht so pingelig, auf ein paar Wochen mehr oder weniger kommt's doch nicht an.« Birgit antwortet: »Doch, mir kommt es darauf an. Ich will mich auf Aussagen verlassen können. Bitte gib mir jetzt mein Geld.«

Wenn Birgit so zu sich und ihrem Anliegen steht, auf der Sachebene weiter argumentiert und nicht lockerlässt, wird sie schließlich mit hoher Wahrscheinlichkeit bei ihrem Bekannten Erfolg haben (C: C+ Umwelt). Danach wird sie zudem sich selbst versichern, etwa: »Gut, dass ich das angepackt habe« (C: Selbst-C+).

Möglich ist, dass der Bekannte dann missgestimmt ist, ihr das Verhalten übelnimmt.

Das würde für Birgit bedeuten, diese Beziehung grundsätzlich zu überdenken. Entweder würde sie warten, bis sich der andere wieder einkriegt, oder sie müsste sich fragen, ob sie die Missachtung, die aus seinem Verhalten deutlich wird, weiter akzeptieren mag.

Häufig wird aus der Inkompetenz, ablehnende, beleidigte und unzufriedene Reaktionen auszuhalten, vom adäquaten und selbstwertschätzenden Verhalten (hier: Fordern) Abstand genommen.

8.3 Diagnose und Modell der Störungen der Selbstsicherheit/ sozialen Kompetenz

Zur Diagnose

Vor der obligatorischen Einführung der diagnostischen Leitlinien zur Klassifikation psychischer Störungen ICD (WHO) und DSM® (APA), die sich auf die Deskription der Störungen beziehen, waren explikative Diagnosen durchaus üblich. Zudem gab es noch keine verbindlichen Diagnosen, sodass PsychiaterInnen und PsychotherapeutInnen recht frei in der Wahl ihrer Worte waren. So tauchten im Bereich der sozialen Störungen Formulierungen auf wie: »dekompensiertes Nicht-Neinsage-Syndrom«, »generalisierte soziale Angststörung«, »soziale Ängste mit komplexen Vermeidungsmustern« oder »komplexe Versagensangstsymptomatik«.

Eine ausgezeichnete Darstellung und Diskussion der relevanten Diagnosen findet sich bei Alsleben und Hand (2013).

Zum Modell der Störungen der Selbstsicherheit/sozialen Kompetenz

Ich gehe wieder in drei Schritten vor und beziehe mich weiter auf das Systemmodell SORC:

Der erste Konkretisierungsschritt

Kategorie S: Unter der Kategorie S sind die bereits bekannten sozialen Situationsbereiche zu subsumieren:

- Öffentliche Beachtung
- Kontakt
- Forderungen stellen
- Nein sagen

Kategorie O kann nun eine Vielzahl von steuernden Elementen enthalten, die auf das weitere soziale Geschehen im weitesten Sinn störenden Einfluss nehmen:

- Erkrankungen/Störungen
- Negative bis traumatisierende Erfahrungen mit anderen Menschen, die nicht bewältigt werden konnten, sowie negative Modelle
- Negative Oberpläne/Pläne, Überlebensregeln und Schemata allgemeiner Art zum Umgang der Menschen untereinander
- Ein negatives Selbstkonzept
- Sozial unverträgliche Einstellungen, Glaubenssätze und Wertesysteme

Kategorie R: Sozial ängstliche und phobische Menschen deuten etliche soziale Situationen als bedrohlich, die von Nicht-Ängstlichen schlimmstenfalls als sehr unangenehm, im Allgemeinen jedoch als ungefährlich, nicht bedrohlich, bewältigbar und »normal« eingeschätzt werden. Das heißt, dass die Situationen damit von selbstunsicheren und ängstlichen Gefühlen und entsprechenden Körperreaktionen begleitet werden.

Jedes Lebewesen hat bei drohender Gefahr drei Reaktionsmöglichkeiten (stress response) zur Verfügung, die sehr anschaulich mit den Worten »fight, flight or freeze« (u.a. Gray, 1987) benannt werden können. Das heißt also, bei Gefahr kann das Individuum in den Kampf treten, flüchten oder erstarren bzw. sich totstellen.

Grundlage dieser Reaktionsmuster ist, dass eine Gefahr für Leib und Leben droht.

Da nun bei Störungen der Selbstsicherheit und der sozialen Kompetenz die sozialen Situationen als im weitesten Sinn bedrohlich gedeutet werden, also eine Gefahr antizipiert wird (O-Variable, kognitive Ebene und Verhaltensregeln), finden sich Verhaltensreaktionen, die in diese drei Stress-Responses eingeordnet werden können.

Die Kategorie C: Die Stress-Responses haben (vermeintlich) gefahrenkontrollierende Wirkung. Sie verhindern die befürchteten Folgen und reduzieren die unangenehmen Gefühle. Das bedeutet, dass ihre hauptsächliche und unmittelbare Funktion die der *Vermeidung* ist. Und Vermeidung ist bekanntlich bei Angststörungen das Hauptkriterium zur Aufrechterhaltung der Problematik und zur Verhinderung von Umlernen, Neulernen von neuen Erfahrungen. Die sozialen Konsequenzen sind entweder bestrafend und erzeugen damit einen Circulus vitiosus (Teufelskreis) der Störung, weil die befürchtete Reaktion durch das Gegenüber tatsächlich eintritt. Oder sie sind verstärkend für das Problemverhalten und tragen somit zur Aufrechterhaltung ebenfalls bei.

Nota bene: Ein lange eingeübtes Vermeidungsverhalten, welches begleitet wird von stützenden Kognitionen und Verhaltensregeln, kann so stabil sein, dass die (ursprünglich) leitenden Erlebnisqualitäten der Bedrohung und der begleitenden körperlichen phobischen Reaktionen nicht mehr unmittelbar wahrnehmbar sind. Erst die Konfrontation ohne Vermeidungsverhalten können diese wieder aktualisieren.

Der zweite Konkretisierungsschritt
Kategorie S: Diese Kategorie ist bekannt.

Kategorie O: Auf der biologisch-physiologischen Ebene können Erkrankungen oder Zustände nach einem Unfall steuernde, das Erleben und die Kompetenzen beeinträchtigende Wirkung haben. Beispiele hierfür sind: Intelligenzminderung; Schädigungen des Gehirns; Intoxikationen, z. B. durch Drogen, Alkohol und dergleichen. Auch Temperamentsfaktoren gehören in diese Untergruppe. Ich nenne hier als Beispiel die in jüngster Zeit in den Fokus der Forschung gerückte Hochsensible Persönlichkeit (HSP) (Aron 2014).

Beispiele für negative Erfahrungen sind alle Formen von Bestrafungen, Verletzungen, Schädigungen durch andere Menschen in der Lebensgeschichte. Wir befinden uns hier bei der Biografie unserer PatientInnen. Sie muss bekannt sein, um die aus diesen Erfahrungen resultierenden Oberpläne etc. (s. u.) ableiten zu können.

Auch die negativen Erfahrungen von Bezugspersonen können eine vergleichbare Wirkung haben: Wenn die Mutter in ihrer eigenen Geschichte eine Vergewaltigung hat durchmachen müssen, wird sie nur schwer in der Lage sein, ihrer Tochter ein angstfreies und positives Männerbild zu vermitteln (Modell).

Beispiele für negative Oberpläne/Pläne, Überlebensregeln und Schemata allgemeiner Art zum Umgang der Menschen untereinander sind: »Alle Männer sind triebgesteuert und können dies nicht kontrollieren. Wenn eine Frau vergewaltigt wird, ist sie selbst schuld; also hüte dich vor Männern (ziehe dich unauffällig an ...).« »Am besten, man hält Vorgesetzten gegenüber den Mund; dann kann einem nichts passieren.« »Die Menschen mögen es nicht, wenn man ihre Erwartungen nicht erfüllt; sie ziehen sich dann zurück. Da ich das nicht aushalten kann, verlassen zu werden, gebe ich lieber immer nach.«

Ein negatives Selbstkonzept äußert sich in sehr beeinträchtigenden und oft qualvollen Überzeugungen und Selbstbeurteilungen und selbstverachtenden Grundgedanken wie: »Ich bin nicht liebenswert.« »Ich bin furchtbar hässlich.« »Ich bin zu allem zu blöd.« »Ich habe nur Pech.« »Ich bin allen im Weg.«

Beispiele für sozial unverträgliche Einstellungen, Glaubenssätze und Wertesysteme sind: »Menschen brauchen Führerpersönlichkeiten.« »Der Krieg ist der Vater aller Dinge und deshalb nicht nur nicht vermeidbar, sondern auch nötig.« »Frauen taugen nicht zur Logik.« »Leute, die nicht so denken (glauben, wählen, fühlen ...) wie ich, müssen ausgemerzt werden« ... und was es dergleichen an Statements noch gibt.

Kategorie R – kognitive Ebene: Hier dominieren folgende Kognitionen:

- Gedanken, die auf Bedrohungen und Gefahren hinweisen und durch die Aspekte aus der O-Variable gesteuert werden: Es finden sich Kognitionen, die auf Schmach, Schande, Kritik, Verhöhnung durch andere hindeuten; normale Fehler werden als Katastrophen beurteilt. Der Misserfolg in Leistungssituationen, im Umgang mit dem anderen Geschlecht wird als naheliegend und katastrophal beurteilt. Die Möglichkeit, dass man respektlos behandelt wird, dass man abgelehnt wird, wenn man sich wehrt, dass die anderen einen abwerten, verachten und weglaufen, ist gedanklich sehr präsent und hochwahrscheinlich.
- Gedanken, die im Sinne von *Verhaltensregeln* (nach Grawe & Caspar 1984) bzw. von Selbstinstruktionen die antizipierte Gefahr kontrollieren helfen sollen. Diese steuern das weitere Vorgehen auf der Verhaltensebene und sind Aspekte einer der drei Stress-Responses.
- Typische Verhaltensregeln aus dem Bereich der Fight-Response wären: »Lass jetzt bloß nicht locker; beiß dich durch, sonst blamierst du dich (wieder).« »Lass dir jetzt ja nichts gefallen.« »Zeig's ihm.« »Reiß dich zusammen, auch wenn's wehtut.« »Sei jetzt bloß nicht die Dumme.«
- Typische Verhaltensregeln aus dem Bereich von Flight-Response wären: »Geh gar nicht erst hin; du brauchst den Job nicht.« »Halt einfach den Mund, dann merkt man nicht, wie dämlich du bist.« »Sei einfach nur nett, dann kann dir keiner böse sein.« »Gib nach, dann hast du deine Ruhe.« »Nimm dich jetzt nicht so wichtig und lass doch dem anderen seinen Willen.« »Sei doch nicht so zickig; erfülle dem anderen seinen Wunsch, sonst mag er dich nicht mehr.«
- Typische Verhaltensregeln aus dem Bereich von Freeze-Response wären: »Jetzt trink ich erst mal einen ordentlichen Schnaps.« »Ich nehme schnell mein Valium, dann geht's.« »Schau nicht hin; Augen zu und durch.« »Stell dich taub (blind, tot, ...).«

Kategorie R – emotionale Ebene: Es dominieren Gefühle der Wert- und Hilflosigkeit und der Inkompetenz, der Schuld und der Scham sowie der Unsicherheit und der Ängstlichkeit. Die Person kann sich klein, unwürdig und unbedeutend fühlen. Es können auch Gefühle der Panik, des Entsetzens und der Verzweiflung auftreten. Diese Gefühle können aber auch gepaart sein mit Gefühlen der Wut, des Hasses und der Verbitterung. Und schließlich finden sich auch Erlebnisse der Leere, der Abspaltung, der Leblosigkeit.

Folgende Befürchtungen und Ängste sind beispielhaft und typisch für die einzelnen Situationsbereiche:

- *Fehlschlagangst:* Versagensängste; Angst, (auch kleine, »normale«) Fehler zu machen, wie Versprecher bei Referaten, kleine Wissenslücken bei Prüfungen, etwas vergessen, eine Viertelstunde zu spät kommen, ein herabhängender Saum am Opernkleid usw. Die Menschen fürchten sich davor, kritisiert, lächerlich gemacht, für dumm gehalten verspottet, abgewertet zu werden. Diese Kategorie ist die Kategorie der Schamgefühle (→ Kap. 4.4).
- *Kontakt:* Angst, als Person (nicht in ihrer Leistung, sondern in ihrem Sosein) abgelehnt, nicht gemocht, für unattraktiv, uninteressant und wenig liebenswert, also hässlich, langweilig, uncool etc. gehalten zu werden.
- *Forderungssituationen:* Angst, nicht respektiert, für kleinkariert, unleidlich, als kleinlicher »Korinthenkacker« abgewertet, nicht ernst genommen und als Egoist abgestempelt zu werden.
- *Neinsagesituationen:* Angst, nicht mehr gemocht oder geliebt oder sogar verlassen und verstoßen zu werden; für egoistisch, mies, unsozial und gemein gehalten zu werden; es entstehen Ängste vor Konflikten und Disharmonien, damit verbunden Ängste, andere zu verletzen, ihnen wehzutun, ihnen Leid und Kränkungen zuzufügen, womit diese nicht fertig werden, damit Schuld auf sich zu laden, als schlechter Mensch abqualifiziert zu werden. So ist diese Kategorie die Kategorie der Schuldgefühle (→ Kap. 4.4).

Kategorie R – physiologische (körperliche) Ebene: Hier können, insbesondere bei der sozialen Phobie, sehr massive Reaktionen beobachtbar sein wie Zittern, Schwitzen, Herzrasen, Erröten, Schwindel. Es zeigen sich aber auch Reaktionen der Schwäche, der extremen Müdigkeit, der Lähmung.

Kategorie R – Handlungsebene: Die weiteren Aktionen orientieren sich nun an den jeweiligen individuellen Verhaltensregeln. Diese Verhaltensregeln dienen allesamt der Verhinderung, den erwarteten Bedrohungen und den damit verbundenen negativen Emotionen ausgesetzt zu sein. Das bedeutet in der verhaltenstherapeutischen Sprache, dass es sich bei den Stress-Responses um *Vermeidungsstrategien* handelt. Diese Vermeidungsstrategien sind deshalb als problematisch einzustufen, weil sie von der Voraussetzung ausgehen, dass die Situationen bedrohlich sind (→ Kap. 2.2).

In der Literatur finden sich, angeglichen an die Stress-Responses, denn auch drei verschiedene Vermeidungskategorien):

- Die *Vorwärtsvermeidung* in Anlehnung an die Fight-Response
- Die *Rückwärtsvermeidung* in Anlehnung an die Flight-Response
- Die *passive Vermeidung* in Anlehnung an die Freeze-Response

Typische Verhaltensweisen aus dem Bereich der Vorwärtsvermeidung/Fight-Responses sind

- *in Fehlschlagangstsituationen:* Lernen/Arbeiten über jedes adäquate Maß hinaus, ohne dabei auf Zeichen von Erschöpfung, Hunger, Müdigkeit oder Wunsch nach Erholung zu achten; Arbeiten oder Leistungen nur dann abgeben/akzeptieren, bis sie zu hundert Prozent fehlerfrei sind; immer nur das Beste von sich verlangen; Lob als Selbsttäuschung ablehnen, weil »man alles immer noch besser machen könnte«. Diese Strategien sind perfektionistisch; das Streben nach Perfektion kann also als Vorwärtsvermeidung verstanden werden;[7]
- *in Kontaktsituationen:* prahlen; nur von der eigenen Besonderheit sprechen; nur Themen ansprechen, die man genauestens beherrscht, die als großartig und außergewöhnlich erlebt werden und dabei Small Talk entschieden abwerten; den anderen kaum zu Wort kommen lassen; die Figur mit Hungern und extremem Sport trimmen; sich mit Statussymbolen umgeben; PartnerInnen nur nach Status und Attraktivität wählen, um damit glänzen zu können;[8]
- *in Forderungssituationen:* aggressives, anherrschendes Fordern, oft verbunden mit Abwertung oder Beleidigung des anderen; dogmatisches, besserwisserisches und streitsüchtiges Vorgehen (»Das müsste auch bei Ihnen angekommen sein, dass man sich ... verhält.«);

---

7 Etliche Diagnosekriterien für die anankastische Persönlichkeitsstörung können in diesem Sinne als (extreme) Strategien der Vorwärtsvermeidung verstanden werden.

8 Etliche Diagnosekriterien für die narzisstische und histrionische Persönlichkeitsstörung können in diesem Sinne also als (extreme) Strategien der Vorwärtsvermeidung verstanden werden.

- *in Neinsagesituationen:* aggressives vorwurfsvolles Auftreten, den anderen abwerten, mit Vorwürfen und Klagen belegen, wie unmöglich und überzogen seine Bitten und Erwartungen sind.[9]

Typische Verhaltensweisen aus dem Bereich der Rückwärtsvermeidung/Flight-Responses sind

- *in Fehlschlagangstsituationen:* sich drücken, wo immer es möglich ist; einfachere Jobs oder Ausbildungen suchen; sich in der Schule nie melden; sich als nicht zuständig erklären, sich und die eigenen Fähigkeiten abwerten; Lob weit von sich weisen; eigene Erfolge als Zufall hinstellen; Misserfolge vorwegnehmen;
- *in Kontaktsituationen:* die meiste Zeit vor dem Fernseher sitzen; Einladungen unter Vorwand oder mit Notlügen abschlagen; besonders lieb und nett sein, viel lächeln, den anderen die Wünsche von den Augen ablesen wollen; dem anderen immer zustimmen, recht geben; sich auf Beziehungen nicht vollständig einlassen/Nähe zu anderen nicht vollständig zulassen; häufige Partnerwechsel; sich übermäßig schminken (unter dem Make-up verstecken); sich endlosen Schönheitsoperationen unterziehen, bis das Gesicht kaum noch zu erkennen ist; das Gesicht bis zur Unkenntlichkeit tätowieren; Partner wählen, die gebunden sind; Komplimente zurückweisen;
- *in Forderungssituationen:* schweigen, nachgeben, sich mit unsinnigen Sätzen wie »Der Klügere gibt nach« beruhigen; keine eigene Meinung haben; sich tausendmal entschuldigen; ausführliche Rechtfertigungen abgeben; mit Selbstabwertungen oder Witzen auf eigene Kosten die eventuelle Forderung einleiten (»Ich bin halt so kleinlich, aber ...« oder »Meine Eltern haben da wohl bei mir was falsch gemacht, aber ...«); suchen, was der andere wohl sagen wird, und sich danach richten; sich auf Autoritätspersonen beziehen bzw. diese um Unterstützung bitten;
- *in Neinsagesituationen:* um des lieben Friedens willen schweigen, nachgeben; triftige Gründe vorgeben, die die Erfüllung der Bitte des anderen verunmöglichen (Kopfweh, wichtige anderweitige Verpflichtungen etc.); andere möglichst gar nicht mehr an sich heranlassen; Beziehungen/Nähe zu anderen nicht mehr zulassen; sich bis zur Erschöpfung verausgaben, um den Erwartungen und Bitten der anderen gerecht zu werden; die eigenen Abgrenzungswünsche abwerten; so tun, als ob

9 So finden sich für die beiden letztgenannten Situationsbereiche etliche Diagnosekriterien für paranoide, dissoziale und emotional instabile Persönlichkeitsstörungen, die in diesem Sinne ebenfalls als (extreme) Strategien der Vorwärtsvermeidung verstanden werden können.

man die Erwartungen erfüllt, dabei aber alles falsch machen oder die Hälfte vergessen (passiv aggressives Verhalten).[10]

Typische Verhaltensweisen aus dem Bereich der passiven Vermeidung/Freeze Responses:

Hier sind für alle sozialen Bereiche Reaktionen typisch wie Selbstbetäubung mithilfe von Substanzen wie Alkohol, Beruhigungsmitteln oder Drogen; zudem sind hier alle Formen von dissoziativem/abgespaltenem Verhalten zu subsumieren, wie Gefühle unterdrücken, sich totstellen, bewusst in die Nicht-Reaktion gehen, sich ablenken, so tun, als wäre man nicht da; sich mit entsprechender Kleidung unsichtbar zu machen versuchen (»Graue-Maus«-Outfit; Verschleierung).[11]

Hierzu noch eine abschließende Bemerkung: Ich möchte nun nicht missverstanden werden, dass *immer*, wenn diese Verhaltensweisen zu beobachten sind, nur die *eine* Deutung zulässig sei (nämlich die der Vermeidung von sozialen Ängsten). Es bedarf der sorgfältigen Prüfung, was genau die Person motiviert, sich so und nicht anders zu verhalten. Jedoch gilt:

Jede TherapeutIn sollte dafür sensibilisiert sein, dass sich hinter dem jeweiligen Verhalten eben genau diese jeweiligen sozialen Ängste verbergen können.

Die Wahrscheinlichkeit ist dabei sehr hoch, weshalb sich folgerichtig in den entsprechenden Behandlungsprogrammen zu den Persönlichkeitsstörungen der Baustein der Behandlung der sozialen Kompetenz eine wichtige Rolle spielt. Allzu oft lassen sich TherapeutInnen zu schnell von der angemessenen Einschätzung ablenken und übersehen damit ernsthafte Störungsmuster.

Kategorie C: Die *kurzfristige* Konsequenz dieses Angst-Vermeidungs-Komplexes ist eine gewisse Erleichterung: Die befürchteten Ereignisse konnten scheinbar verhindert oder zumindest kleingehalten oder gebannt werden. Damit wird das Vermeidungsverhalten negativ verstärkt und aufrechterhalten (C|¢ –). (Manchmal wird das Vermeidungsverhalten leider auch von der Umwelt positiv verstärkt [C+], etwa, weil die Störung nicht als solche identifiziert wird oder weil das Verhalten dem Gegenüber dient.)

---

10 Alle unter der Rückwärtsvermeidung aufgeführten Strategien sind im Extrem in den Diagnosekriterien der ängstlich-vermeidenden und der dependenten Persönlichkeitsstörung zu finden.

11 Etliche Diagnosekriterien für die schizoide Persönlichkeitsstörung können also in diesem Sinne als passive Vermeidungsstrategien verstanden werden.

Beispiel: Die Gang, bestehend aus männlichen Jugendlichen, verstärkt aggressives Verhalten als männlich und cool. Ängste werden die Mitglieder möglichst nicht zulassen oder gar zeigen, sondern zur Flucht nach vorne neigen und zu aggressivem Vermeidungsverhalten (Angstbeißerverhalten) greifen, wofür sie von ihren Freunden belohnt werden.

Ein weiteres Beispiel: Das hold errötende, stets lächelnde Mädchen war jahrhundertelang Gegenstand männlicher Verstärkung, da von ihm wenig Widerstand zu erwarten war. Heute wird zwar das Holdsein nicht mehr unmittelbar gepriesen, anpassungsbereite und willige Frauen sind jedoch nach wie vor sehr erwünscht. Dies gepaart mit Dauerlächeln sind Vermeidungsstrategien, die sozial belohnt wurden und werden.

Somit hat das beschriebene Verhalten *langfristig* nur negative Folgen:

- Das Vermeidungsverhalten verhindert ein Umlernen und die Erfahrung, dass die befürchteten Folgen nicht auftreten oder zu bewältigen sind. Damit bleiben Angst und Vermeidungsverhalten erhalten.
- Es verhindert die Erfüllung der eigentlichen Wünsche und Bedürfnisse der ängstlichen Person in der jeweiligen Situation.
- Es erzeugt eher ablehnende Reaktionen der Mitmenschen.
- Zu den Beispielen: Aggressives Verhalten mag in der Peergroup verstärkt werden, gesellschaftlich erfährt es langfristig eben doch Sanktionen; ebenso sind Männer der unterwürfigen Frau alsbald überdrüssig, sodass auch die gefällige und lächelnde Anpassung auf Dauer negative soziale Folgen hat.
- Auch verabreicht der selbstunsichere Mensch sich selbst eine Reihe von negativen Konsequenzen in Form von Selbstabwertung und Selbstbestrafung, nachdem die Erstreaktion der Vermeidung abgeklungen ist.
- Der Dauerstress, der durch die ständige Angst und Anspannung entsteht, kann langfristig psychosomatische Beschwerden und ernsthafte Erkrankungen bedingen.
- Die mangelnde Erfüllung der eigenen Bedürfnisse und Wünsche kann langfristig Gefühle der Enttäuschung, des Mangels und damit der Depressivität erzeugen.
- Durch die Ablehnung vonseiten der Umwelt werden die negativen Grundüberzeugungen, die Ängste und das negative Selbstkonzept aufrechterhalten und verstärkt. Auch dies kann langfristig in einen Zustand der Verbitterung und der Depressivität führen.
- Ebenso kann auf Dauer die Selbstbestrafung zum Grunderleben von Traurigkeit, Depressivität, Schuldgefühlen und Selbsthass führen.

- Selbstunsichere und sozial inkompetente Verhaltensweisen münden also in sehr quälende negative Regelkreissysteme, die in sich aufrechterhaltende Wirkung haben.

Nota bene: Das Schutz- und Vermeidungsverhalten, wenn es über Jahre hinweg eingeübt wird, kann so manifest werden, dass die zugrunde liegenden Ängste gar nicht mehr erlebt und damit auch im Erstkontakt zur Psychotherapie nicht berichtet werden. So trifft die TherapeutIn nun häufig die folgende Situation an:

- Die PatientIn berichtet von wenig bis keiner Angst, versichert, alles im Griff zu haben, und ist in Wirklichkeit dominiert von Vermeidungsstrategien.
- Die PatientIn hat ein festgefügtes Denk- und Handlungsmuster, das aufgrund von Modelllernen, langem Üben etc. so stabil ist, dass die ursprünglichen dahinter liegenden Ängste gar nicht mehr wahrnehmbar sind.

Beispiel: Eine Person, die fest überzeugt ist, dass Unterdrückung von vielen durch einige wenige der menschlichen Natur entspricht, wird einem ungerechten und inkompetenten Chef gegenüber eher diese Grundeinstellung in Verhaltensregeln überleiten wie »Einem höher Gestellten gegenüber halte ich mich am besten bedeckt; er sitzt am längeren Hebel. Außerdem weiß er ohnehin besser als ich, was richtig ist.« Dieses Muster kann den betreffenden Menschen durchaus beruhigen und ihm das Gefühl geben, im Leben gut zurechtzukommen.

Seine insgeheimen Betroffenheitsgefühle, etwaige erlebte Ungerechtigkeiten, Unterlegenheitsgefühle und Kränkungen werden damit geknebelt und treten vielleicht in Träumen, in körperlichen Problemen oder in »völlig unerklärlichen« depressiven Verstimmungen zutage. Hier ist die TherapeutIn oft konfrontiert mit Sätzen wie: »Ich weiß gar nicht, was mit mir ist; eigentlich müsste es mir so gut gehen, alles ist doch in Ordnung ...«

Der dritte Konkretisierungsschritt

Nun folgen konkrete Fallbeispiele.

Fallbeispiel Ernst

Ernst (40 Jahre alt) ist Buchhalter und hat einen anspruchsvollen Chef.

O: Er vertritt die Überzeugung, dass ein Mensch gewissenhaft zu sein hat und den inneren Schweinehund kleinhalten muss. Er weiß aus Erfahrungen in der

Schule, dass er ab und zu Fehler machte, wie z.B. ein Wort falsch zu schreiben oder eine Hausaufgabe zu vergessen. Er hat deswegen ab und zu auch eine Note Drei statt einer Eins erhalten und dafür von den Eltern massive Vorwürfe und Ermahnungen bekommen. Oft durfte er nicht zum Spielen mit anderen gehen, sondern musste noch Zusatzaufgaben vom Vater machen, um sich zu verbessern und Fehler auszumerzen. Er hält sich für dümmer als die anderen und erwartet, dass er leicht danebenhaut, wenn er etwas leisten soll.

R: So hat er am Arbeitsplatz ständig Angst, dass er versagt und dafür Vorwürfe oder Abwertungen einstecken muss. Er kämpft täglich seinen Schweinehund nieder, indem er mit höchster Anspannung peinlich auf Fehlervermeidung achtet, Erledigungen mehrfach überprüft, Arbeiten, die er am Tag nicht schafft, mit nach Hause nimmt und abends und am Wochenende daran sitzt. Um seine Fehlerhaftigkeit weiter zu minimieren, erlegt er sich zudem Konzentrationsübungen auf wie Dinge auswendig lernen. Das macht er schon so seit Jahren.

C: Der Chef hat ihm schon ein paar Mal gesagt, dass er sehr zufrieden ist mit ihm. Die Ehefrau hat ihn verlassen, weil sie kein Verständnis für ihn habe, »das Leben zu leicht nimmt, keine Ahnung hat vom Ernst des Berufslebens, so unreif ist …« (Ernst); er leidet unter schweren Schlafstörungen, rezidivierenden Magengeschwüren und Gefühlen der Sinnlosigkeit.

Fallbeispiel Alexander

Alexander (30) ist auf einer Geburtstagsfeier und sitzt zu seiner Freude neben einer Frau, die ihm gefällt.

O: Er hält wenig von Gesprächen über persönliche Gefühle und Wünsche; er hält dies für Gefühlsduselei; und Small Talk findet er albern, unsinnig und »dummes Bla Bla«; in der Pubertät hat er die Erfahrung gemacht, dass ihm im Umgang mit Mädchen wenig an Gesprächsstoff eingefallen ist, weil er sich damals nur für Fußball interessiert hat. Einmal hat ein Mädchen »schnarch« zu ihm gesagt und ist weggegangen. Vom Vater weiß er, dass man Mädchen unterhalten muss, damit man sie rumkriegt.
Er fürchtet, dass Mädchen ihn für langweilig halten, und er hält die Themen, die Mädchen interessieren, ebenfalls für langweilig. Er will aber endlich eine Freundin.

R: Alexander hat Angst, dass die Frau neben ihm wieder »schnarch« sagt, und ist froh, dass er sich in den letzten Jahren einen Themenbereich erarbeitet hat, der ihn nicht allzu sehr anödet und bei Frauen ankommen muss: Er weiß alles über Autos und ihre Bedienung.
Er erzählt der Frau ausführlich über die neuesten Modelle, speziell über seines, wie es in der Kurve liegt, und darüber, wie rasant und überlegen er fährt, wie er Schleicher packt, wie er Radarfallen überlegen austrickst und Ähnliches. Er redet viel, zumal die Frau so wenig sagt. Das verwirrt ihn kurz, aber er kann seine Unsicherheit niederkämpfen und erzählt weiter, etwas lauter und schneller als vorher.

C: Die Frau lächelt und sagt nicht »schnarch«. Dies ermutigt ihn. Nach einer Anstandsfrist steht sie auf, um auf die Toilette zu gehen; als sie nach längerer Zeit wiederkommt, setzt sie sich woandershin. Alexander fühlt sich bestätigt, dass Frauen eigentlich langweilig sind, speziell »die Zicke« hier. Er fühlt sich in letzter Zeit öfter verbittert und einsam, gleichzeitig wächst eine Mischung aus Verzweiflung und Hass auf »alle Weiber«.

Fallbeispiel Walter
Walter (ein 45-jähriger Verwaltungsbeamter) will Zug fahren. Er hat sich einen schönen Fensterplatz reservieren lassen. Als er im sehr vollen Zug zu seinem Platz kommt, sitzt darauf ein junger Mann mit Ring im Ohr.

O: Walter hat die Einstellung, dass man korrekt zu sein und die Grenzen anderer zu respektieren hat. Das wurde ihm beigebracht. Aber Walter hat des Öfteren die Erfahrung gemacht, dass andere ihm gegenüber diese Regel nicht eingehalten haben. Von seinem Vater, der für sich viel Respekt gefordert hat, wurde er oft gekränkt, so wurden etwa Versprechungen ihm gegenüber nicht eingehalten oder ihm wichtigere Dinge vorgezogen.
Walter hat die tief im Unterbewusstsein verborgene Einstellung zu sich, dass er ein unbedeutender Wicht sei, und er befürchtet, dass andere ihm das ansehen und ihn verächtlich behandeln könnten.

R: Walter fühlt sich beim Anblick des »Schnösels« sofort in seinem Recht beschnitten und respektlos behandelt; die Gefühle der Erniedrigung und Verzweiflung erzeugen eine heftige Erregung, gepaart mit Wut. Er schreit den jungen Mann an, ob er zu blöd sei zum Lesen, denn hier oben stünde schließlich klar und deutlich geschrieben, dass der Platz reserviert sei; er solle sofort verschwinden, andernfalls rufe er den Schaffner.

C: Der junge Mann ist eingeschüchtert, steht auf und geht.
Walters Frau hat sich der Esoterikszene zugewendet; sein 16-jähriger Sohn hat Probleme in der Schule und redet schon lange nur noch das Nötigste mit seinem Vater. Wenn Walter des Abends vor dem Fernseher sitzt und über die Politiker schimpft, die den Steuerzahler nur ausnehmen und nichts für ihn tun, hat er seit einiger Zeit öfter Krämpfe in der Magengegend. Und ganz tief innen fühlt er sich einsam und grenzenlos verbittert.

Fallbeispiel Susanne
Susanne (45-jährige Arzthelferin, kinderlos) lebt mit ihrem Mann in einem Haus, im oberen Stockwerk wohnt dessen Mutter. Diese ist vor allem mit Susannes Haushaltsführung nicht einverstanden und geht oft in Susannes Abwesenheit in die Wohnung, um zu putzen oder die Hemden des Sohnes, Susannes Mann, zu bügeln.

O: Susannes Mutter entstammt einer Generation, in der den Frauen der Grundsatz vermittelt worden war, ihr einziges und höchstes Glück sei es, dem Manne zu dienen und ihm Kinder zu schenken. Sie war depressiv und ängstlich und konzentrierte sich sehr auf ihre einzige Tochter. Immer wenn Susanne als Kind widerspenstig war, wurde die Mutter traurig und drohte ihr, dass Mamis krank werden und sterben müssen, wenn Kinder so böse sind.
Susannes Vater duldete keinen Widerstand und drohte mit dem Heim, wenn sie nicht pariere.
Die Eltern waren stolz auf ihr braves Mädchen. Sie vermittelten zudem Grundsätze wie »Der Klügere gibt nach« oder »Freche Mädchen werden hässliche Frauen«.
Susanne hatte häufig Infekte als Kind, vor allem litt sie oft unter Bauchweh. In solchen Zeiten waren die Eltern besonders lieb und etwas nachsichtiger mit ihr.

R: Susanne leidet sehr unter der Situation. Sie möchte der Schwiegermutter eigentlich Grenzen setzen, fürchtet jedoch Streit mit ihr, und sie fürchtet, ihren Mann zu verlieren, wenn sie sich mit ihr anlegt. Sie leidet still vor sich hin und lässt die Schwiegermutter gewähren.

Die Schmerzen im Bauchraum zeigen sich vermehrt, und Susanne hat zunehmend Krankheitstage, an denen sie nicht arbeitet.

C: Der Mann merkt zunächst nichts von der Situation und ist zufrieden mit der guten Versorgung. Wenn Susanne krank ist, »braucht« sie viel Ruhe, und die Schwiegermutter bleibt da in ihrer Wohnung, weil sie keine Lust hat, eine kranke Schwiegertochter zu pflegen.
Die Schmerzen kommen immer häufiger, sodass Susanne ernsthaft zu leiden beginnt; die Ärzte finden nichts, obwohl sie alle möglichen Untersuchungen absolviert hat. Wegen der Schmerzen beginnt die Beziehung zum Ehemann zu leiden; sexuelle Kontakte finden nicht mehr statt, ebenso gibt es keine gemeinsamen Unternehmungen mehr. Der Mann wird unzufrieden und zieht sich von Susanne zurück.
Sie fühlt neben den Schmerzen zunehmend eine schlimme Leere in sich. Am liebsten möchte sie nicht mehr leben.

Folgerungen

Welche Diagnosen würden Sie bei den vorliegenden Fallskizzen vergeben?

Sicher würden Sie zu Recht vor allem Persönlichkeitsstörung, Zwangsstörung, somatoforme Störung, Verbitterungssyndrom und natürlich auch Depression anvisieren. Und Sie würden folgerichtig auch die Behandlung diesen Diagnosen anpassen.

Nun finden sich, wie erwähnt, in den entsprechenden Therapieprogrammen auch Hinweise darauf, dass Übungen zur sozialen Kompetenz sinnvolle und notwendige Bausteine sind. Leider habe ich die Erfahrung gemacht, dass diese Bausteine oft sehr knapp bedacht werden. So werden in wenigen Sitzungen mit den PatientInnen Rollenspiele zur Bewältigung der brennenden sozialen Probleme durchgeführt. Im Fall von Susanne würden dann einige wenige Abgrenzungsübungen im Umgang mit der Schwiegermutter erarbeitet.

Das bedeutet jedoch, dass Susanne in einer sehr hohen Schwierigkeitsstufe der Hierarchie einsteigen müsste. Sie würde eher eine Mutprobe bestehen, als langfristig wirksame Strategien zur Verbesserung ihrer Selbstwertstörung und ihrer sozialen Kompetenzen zu erlernen.

Bei der Verhaltenstherapie von Phobien (Agoraphobien, spezifischen Phobien, sehr seltenen klar umschriebenen, isolierten Formen der sozialen Phobie) ist folgende Vorgehensweise inzwischen state of the art: Konfrontationsbehandlung, dabei Einstieg im mittleren Bereich der Hierarchie oder – bei massierten Konfrontationen – im hohen Angstbereich. Im Sinne der Konfrontation ist dann eine Habituation das angestrebte Ziel. Dies ist deshalb sinnvoll, weil sich die erforderlichen *Bewältigungskompetenzen* auf das Zulassen der befürchteten emotionalen und physiologischen Reaktionen, auf entsprechende kognitive Unterstützung und eventuell »richtiges« Verhalten etwa im Umgang mit Tieren, im Flugzeug, am Steuer etc. beschränken.

Die sozial adäquate Bewältigung, sprich das kompetente soziale Verhalten, ist jedoch viel komplexer. Es muss erlernt werden wie ein Musikinstrument oder eine Sprache. Sie können ein Gedicht von Shakespeare mitsamt seiner Übersetzung auswendig lernen. Das beherrschen Sie dann; die englische Sprache wird Ihnen aber damit nicht ausreichend zur Verfügung stehen.

Wenn Sie den Baustein »Soziale Kompetenz« zu klein halten, zeigen Sie Ihren PatientInnen nur Aspekte davon und verhindern einen Therapieerfolg, der dem Prinzip des Selbstmanagements gerecht würde. Damit gefährden Sie auch den langfristig stabilen Erfolg der Behandlung.

Oft ist die Hypothese anzutreffen, dass eine Entängstigung im sozialen Bereich automatisch das sozial adäquate Verhalten ermögliche. Dieses sei »angeboren« und trete deshalb im angstfreien Erleben gewissermaßen von allein auf. Deshalb sei ein Kompetenztraining gar nicht erforderlich.

Ich kann aus meiner Erfahrung diese Hypothese nicht stützen. Vielmehr sind die lange eingeübten maladaptiven Verhaltensmuster stabil, auch wenn die Person zunächst keine Angst mehr in der jeweiligen Situation erlebt.

Nun könnte die weitere Argumentation sein, dass es dann nicht von Belang ist, wenn die Person ihre Muster beibehält, solange sie sich sicher fühlt. Genau das ist aber der springende Punkt: Wie wir wissen, erzeugen Gedanken Gefühle und diese wiederum Verhalten; der Regelkreis funktioniert aber auch andersherum, sodass Verhalten Gefühle und Gedanken erzeugen kann (→Kap. 1.4). Das wissen wir bereits aus der Grundlagenforschung (James-Lange-Theorie). Das würde nun bedeuten, dass Vermeidungsverhalten à la longue eher wieder problematisches Erleben triggern könnte.

Außerdem wird inadäquates Verhalten sozial weniger verstärkt als kompetentes, wie hinlänglich erörtert, sodass ein C+-Mangel auf sozialer Ebene entstehen kann.

Aus den Fallbeispielen wird deutlich, dass in der Genese der zur Behandlung anstehenden Störung alle Aspekte der sozialen Störung eine konstituierende Bedeutung einnehmen:

O-, R- und C-Variablen erfüllen allesamt die beschriebenen Störungsbilder. Die ursprüngliche soziale Angst, Inkompetenz und Selbstwertstörung waren unbehandelt geblieben. Im Verlauf der Zeit chronifizierte die Problematik, sie zog im Sinne eines Circulus vitiosus Beziehungsschwierigkeiten nach sich, die selbst wieder zu reaktiven Beeinträchtigungen führten. So wird bei der Vorstellung der PatientInnen in der psychotherapeutischen Praxis der ursprüngliche Aspekt der Störung zum oft vernachlässigten Teilaspekt.

8.4 Indikation und Vorbereitung

Indikationsstellung

Aus den bisherigen Ausführungen wird deutlich, dass etliche PatientInnen mit Störungsbildern in der psychotherapeutischen Praxis vorstellig werden, bei denen nicht unmittelbar von sozialen Ängsten berichtet wird. Sie wissen aber jetzt, dass diese dennoch eine konstituierende und aufrechterhaltende Funktion der Problematik haben können.

Um entscheiden zu können, ob eine PatientIn vom TSK profitieren wird, sind sorgfältige Messungen notwendig. Einen sehr guten Überblick über Verfahren zur Erfassung von Selbst(-un-)sicherheit und sozialer Kompetenz finden Sie bei Alsleben und Hand (2013). Hervorheben will ich die Liste der diagnostischen Verfahren bei Stangier et al. (2016, S. 12 f.).

Ich empfehle Ihnen zusätzlich folgende Messinstrumente:

- Fehlschlagangstfragebogen (FAF) von Ullrich und de Muynck (Ulrich 2001)
- Unsicherheitsfragebogen (U) von Ullrich und de Muynck (Ulrich 2001)
- Kurzversion des Unsicherheitsfragebogens U24 (Albani et al. 2006)

Diese sind hilfreich für die Einschätzung, ob ein TSK durchgeführt werden sollte. Als Messinstrumente für die Diagnosestellung sind sie nicht geeignet, da sie den aktuellen Gütekriterien für psychodiagnostische Verfahren nicht mehr genügen. Verstehen Sie sie als eine erweiterte, sehr gute Explorationshilfe.

Die Vorbereitung und Motivierung der PatientInnen

Wie Sie wissen, ist ein wesentliches Behandlungsziel für den Beginn jeder Verhaltenstherapie die Vermittlung eines plausiblen Erklärungsmodells für die Störung. In diesem Rahmen ist es notwendig, zusammen mit der PatientIn die bedingungsanalytischen Faktoren zu erarbeiten, die das Störungsgeschehen bestimmen.

Zum Beispiel würden Sie bei Susanne (→Kap. 8.3 »3. Beispiele«) die Hintergründe ihrer Schmerzen und ihrer depressiven Verstimmung suchen und als einen wesentlichen, die Störung aufrechterhaltenden Faktor ihre generalisierte Neinsage- und Abgrenzungsangst herausarbeiten sowie die damit verbundene mangelnde Kompetenz, sich adäquat zu wehren und ihre Wünsche und Bedürfnisse zu vertreten.

Im Zusammenhang mit der dann folgenden gemeinsamen Zielformulierung, ebenfalls einem unabdingbaren Aspekt zu Beginn der Verhaltenstherapie, stellen Sie der PatientIn die Therapieform des TSK näher vor.

Das Manual kann zur Entscheidungsfindung angeboten werden. Allerdings sollten Sie dabei nicht eine lange Pause einschalten, bis Sie wieder eine gemeinsame Sitzung abhalten können.

Die PatientInnen werden beim Lesen zwar neugierig, gleichzeitig aber auch sehr ängstlich. Je länger der Abstand zwischen dem Lesen und der nächsten Therapiestunde wird, desto mehr schiebt sich das komplexe Vermeidungsmuster dazwischen. Sie sollten zur Ermutigung, Motivierung und Stützung für die vielen Fragen zeitnah zur Verfügung stehen.

Selbstverständlich müssen vor dem Einsatz des TSK vordringliche Ziele bearbeitet werden. Die Erststabilisierung sowie Hilfen zu Erstentlastung müssen vorgeschaltet werden. Das heißt, Brandherde müssen zunächst gelöscht werden. Dieser Einstieg wird oft mit der Therapie an sich verwechselt.

KAPITEL 9

Die Durchführung des TSK

Vorbemerkung: Im folgenden Text werden Sie einige Wiederholungen finden von Informationen, die bereits im Trainingsmanual dargestellt wurden. Die nochmalige Darstellung erscheint mir jedoch sinnvoll. Denn der Text im Training ist auf die Belange der PatientInnen zugeschnitten und der Text hier auf die Belange der TherapeutInnen. Sie finden die Informationen also in einem anderen Kontext. Zudem wissen wir, dass die repetitio die mater studiorum ist.

9.1 Hinweise zur Gestaltung des TSK

- Im Idealfall können Sie eine *Gruppe* bilden, mit der Sie schrittweise das Manual durchgehen. Jedes Gruppenmitglied sollte nun ein solches besitzen, um damit zu arbeiten. Es ist evident, dass das Verlernen sozialer Störungen und das Erlernen neuen, kompetenten Verhaltens gemeinsam mit anderen, die dasselbe Ziel haben, sehr effizient ist. In der Regel wird das TSK mit einer Gruppengröße von sechs Personen durchgeführt; ich habe aber auch sehr gute Erfahrungen mit einer Kleingruppe von vier Personen gemacht. Eine größere TeilnehmerInnenzahl ist meines Erachtens nicht sinnvoll, denn alle Teilnehmenden sollen ja alle Szenen üben und Möglichkeiten haben, ihre besonderen Schwerpunkte und Schwierigkeiten zu bearbeiten. Mehr als sechs Personen überfordern sowohl die Gruppe als auch die TherapeutIn.
- Aus der Logik des Trainings wird ersichtlich, dass es nur in einer geschlossenen Gruppe durchgeführt werden kann. Offene Gruppen, wie sie etwa in Kliniken angeboten werden, eignen sich nicht für die Durchführung des kompletten TSK. Ich verweise aber gerne auf mein Buch »Das Training sozialer Kompetenzen (TSK) in der stationären Praxis« (Güroff 2018). Darin ist das Konzept der sozialen Kompetenz und der damit verbundenen Idee zum Begriff der Selbstsicherheit für die Vermittlung im stationären Aufenthalt (veranschlagt für eine Verweildauer von sechs Wochen) sehr gut dargestellt. Das Manual bietet vielfältige Informationen, Übun-

gen und eine Menge bunte und motivierende Aktivitäten. Die Rückmeldungen aus Kliniken, die dieses Manual verwenden, sind sehr positiv und erfolgversprechend. Das Buch ist entstanden nach häufigen Klagen von PatientInnen, die zu mir in die ambulante Therapie kamen. Die Idee, ein weiteres Training mit Rollenspielen machen zu müssen, war für viele fast eine Drohung nach üblen Vorerfahrungen in der Klinik. Sie waren häufig überfordert gewesen, sollten, um nur ja nicht zu vermeiden, schwierige Übungen absolvieren und mussten erst mühsam neu motiviert werden.
Ich denke, dass mit der Durchführung des Manuals (Güroff 2018) in der Klinik etliche Ängste, Schrecken und Fehlinformationen bei unseren PatientInnen vermieden werden können.

Zurück zum vorliegenden TSK:

- Es ist auch möglich, das TSK im *Einzelsetting* durchzuführen. TherapeutIn und PatientIn gehen das Manual Schritt für Schritt gemeinsam durch.
- Das TSK besteht aus *30 Übungssituationen* aus den vier beschriebenen sozialen Hauptbereichen. Sie sind unterteilt in:
  - Basisübungen
  - Aufbauübungen

  Um versteckte Vermeidungsmuster zu verhindern, sind die Basisübungen vorgegeben und sollten nicht verändert oder übersprungen werden (Ausnahme: Sie wollen nur Szenen aus einem sozialen Bereich bearbeiten; →S. 211 f.). In diesen Basisübungen werden im Grunde alle relevanten sozialen Basiskompetenzen (basic skills) vermittelt. So können bei den Aufbauübungen bereits individuelle Schwerpunkte berücksichtigt werden.

  Das bedeutet, dass zwar weiterhin Szenen vorgegeben werden, bei der Durchführung die Flexibilität aber erhöht wird. Es werden Varianten angeboten. Die Wahl der Szene sollte dem Erregungsniveau (SUD; →Kap. 3 »Die Messung Ihrer Erregung – die SUDs«) und den Zielbedürfnissen angepasst werden. Sehr hilfreich ist es, jeweils zwei Szenen zu üben: eine mit Berücksichtigung des Beziehungsaspektes und eine, in der dies nicht zielführend ist.

  Nach der Bearbeitung der 30 vorgegebenen Szenen sind die individuellen Vertiefungsübungen vorgesehen. Hier sollten die persönlichen Situationen, die eine PatientIn als schwierig erlebt, die sie vielleicht sogar zur Therapie geführt hat, bearbeitet werden. Um beim Beispiel Susanne zu bleiben (→Kap. 8.3 »3. Beispiele«): Erst an dieser Stelle, also nachdem sie ausführlich die Basiskompetenzen sowohl kognitiv als auch handelnd im Umgang mit Abgrenzungssituationen erlernt hat, ist es sinnvoll, mit ihr die aktive und umfassende Lösung ihrer Schwiegermutterprobleme anzugehen. Die anfängliche »Brandherdlöschung« diente nur zur Erstentlastung und darf nicht als ausreichende Therapie missverstanden werden.

Das bedeutet, dass nach den Basis- und Aufbauübungen die PatientInnen mit der Hilfe ihrer TherapeutIn befähigt werden, eigene Übungen zu gestalten. Im Sinne des *Selbstmanagements* als wesentliches Rationale der Verhaltenstherapie ist dieses Vorgehen anzustreben.

- Die Situationen werden im *Rollenspiel* eingeübt und dann, wenn möglich, *in vivo* als Hausaufgabe durchgeführt. Der Sinn dieser Maßnahmen ist die *Exposition*, die der Entängstigung, der Unterbrechung des Vermeidungsverhaltens und dem Erlernen selbstsicheren und sozial kompetenten Verhaltens dient. Das Rollenspiel ist gewissermaßen der Trockenschwimmkurs, bevor die PatientIn in das Wasser der Realität springt.
- Die Situationen sind nach Schwierigkeit in einer *Hierarchie* geordnet. Diese Hierarchie ermöglicht eine *graduelle Angstbehandlung zusammen mit einem graduellen Abbau von Vermeidung und graduellem Aufbau von neuen Verhaltenskompetenzen.* Schritt für Schritt wird die Angst verlernt, und Schritt für Schritt wird neues funktionaleres Verhalten erlernt.

  Auch dies wurde bisweilen kritisiert: Aus der Phobienbehandlung wisse man doch, dass man, auch bei graduiertem Vorgehen, in der Mitte der Hierarchie beginnen sollte. Klar, wenn es um reine konfrontierende Exposition geht, ist das richtig. Hier jedoch werden die Szenen benötigt, um das Ziel der Entängstigung *mit* dem Erlernen neuer Kompetenzen zu kombinieren.
- Die PatientIn wird vor jeder Szene gefragt, wie hoch sie die Schwierigkeit hinsichtlich des Erregungsniveaus (SUD) einschätzt. So kann dann jeweils innerhalb der Übung die individuelle Hierarchie gebildet werden, wenn eine PatientIn bereits bei den Basisübungen hochlädt, d.h. ein hohes Angstarousal angibt. Die Anordnung der Szenen selbst sollte jedoch nicht verändert werden. Sinnvoll ist ein SUD von ca. 40: Alles, was deutlich drüber ist, kann überfordern.

  Wenn bisweilen die erlebte Aufregung bei einem Angstniveau von 0 angegeben wird (häufige PatientInnenaussage: »Das kann ich, das macht mir nichts aus, die Übung brauche ich nicht«), dann sollte die Szene unbedingt dennoch durchgeführt werden; denn das Ziel ist ja nicht lediglich die Entängstigung, sondern das Erlernen der Basisfertigkeiten (basic skills), eben der sozialen Kompetenz.

Vor jeder Übung definiert die PatientIn die *Ziele* für diese Übung sowie ihre *Gefühle und Wünsche* in einer solchen Situation. Diese Ziele beziehen sich auf die sozialen Kompetenzen auf der kognitiven und der Verhaltensebene.
Es muss unterschieden werden zwischen den Zielen der Szene selbst (Situationsziele) und den Lernzielen; das wird gerne verwechselt (→ Kap. 3 »Die Konstruktion eines Rollenspiels«). So ist beispielsweise bei der ersten Szene das Situationsziel, eine Auskunft zu erhalten; eines der Lernziele, auf die dabei überflüssige Entschuldigung zu verzichten.
Die vorherige Zielnennung ist sehr wichtig. Den standardisierten Trainings wurde oft zu Unrecht vorgeworfen, die PatientInnen nähmen an einem Schauspielunterricht teil oder aber sie würden so getrimmt, dass sie roboterhafte Teile einer standardisierten Gesellschaft werden. Genau das Gegenteil ist der Fall: Der Mensch bleibt immer ein Selbst, eine eigene Persönlichkeit, die im TSK sogar entfaltet und von Zwängen und Einschränkungen befreit wird.
Das TSK macht Vorschläge, *um die Wahlmöglichkeiten zu erweitern;* die Aussage beispielsweise bei der Szene 11 ist also: »*Wenn Sie sich ärgern,* weil Ihre Rechte beschnitten werden, ist das empfohlene Verhalten in der speziellen Situation ein sinnvoller Vorschlag, weil die psychologische Forschung dies als funktional erkannt hat. Es bedeutet *nicht,* dass wir Ihnen sagen wollen, Sie müssten immer, wenn Sie einen reservierten Platz besetzt vorfinden, so und nicht anders reagieren, um Ihre Kompetenz unter Beweis zu stellen.
Wichtig ist, dass Ihre PatientInnen nicht aus Angst, Befürchtungen etc. heraus agieren, sondern aus selbstsicheren Entscheidungskompetenzen. Wenn im Zug viele Plätze frei sind und als Alternative ein entsprechend attraktiver Platz zur Verfügung steht, mag es sein, dass es sehr kompetent ist, sich da einfach hinzusetzen. Ihre PatientIn soll aber sicher sein, dass sie es gut bewältigen könnte, wenn sie sich doch für den reservierten und damit ihr zustehenden Platz entscheiden möchte.

- Im TSK werden die kognitiven Anteile sowohl der O-Variable (Oberpläne/Pläne, Überlebensregeln oder Schemata, Selbstkonzept, Wertesysteme und Einstellungen sowie Erwartungen) als auch der R-Variable (Verhaltensregeln, Selbstinstruktionen, Befürchtungen) bedacht. Sie nehmen einen großen Raum ein, und es finden sich im Manual zahlreiche Erläuterungen dazu. Sie ist zudem Teil der jeweiligen Zielformulierung vor der Durchführung einer jeden Szene.
- Die dritte Welle der Verhaltenstherapie, die Einführung der *Achtsamkeit,* wird ebenfalls berücksichtigt im TSK. Auch sie ist Teil der jeweiligen Zielformulierung. Nach jeder Übung werden von der TherapeutIn und der Gruppe eine *positive Rück-*

meldung über die erfolgreich erreichten Ziele gegeben. Die Menschen lernen, dass über *Ermutigung*, also über ausschließliche Benennung des erfolgreichen Verhaltens, und über *Ignorieren (= Löschen)* noch unsicherer oder ungeschickter Verhaltensweisen selbstsicheres und kompetentes Erleben und Verhalten stabil gelernt werden kann (»Die goldene Regel« → S. 46).

Aus der Grundlagenforschung zu Belohnung und Bestrafung (Blöschl 1969) wissen wir, dass es die Bestrafung ist, die zwar zum einen durchaus zu einer Verhaltensregulierung beiträgt, zum anderen jedoch für die Entwicklung von Verunsicherung und Angst verantwortlich ist.[12] Das bedeutet, dass eine negative Kritik nach einer Übung eher zur Vertiefung der Verunsicherung beiträgt, anstatt diese aufzulösen.

Des Weiteren impliziert eine bestrafende Erörterung einer Szene, wie es leider in etlichen Trainings auf dem freien Markt (z. B. in Assessmentcenters, in Rhetoriktrainings, in berufsvorbereitenden Trainings, um nur einige zu nennen) üblich ist, dass es ein perfektes Verhalten gibt. Damit befinden wir uns jedoch wieder im Bereich der Denkhaltung des Perfektionismus, die im TSK ja verändert werden soll.

Es ist für die TherapeutIn nicht einfach, diese goldene Regel zu lernen und anzuwenden. Allzu sehr sind wir alle trainiert, Schwächen und Fehler zu fokussieren. Ich kann Ihnen aber versichern, dass es möglich und sehr wirkungsvoll ist, perfektionistische Einstellungen bis zu einem gewissen Grad zu verlernen und sich mit der Fehlbarkeit und den eigenen Schwächen auszusöhnen.

Ein häufiges Argument ist, dass die PatientInnen umlernen, ihr maladaptives Verhalten aufgeben und durch sozial adäquates ersetzen lernen sollen. Ohne kritische Information über das, was sie (noch) »falsch« machen, könnten sie es nicht lernen. Das ist widerlegt. Die positive Rückmeldung sowie das Ignorieren/Löschen von »Fehlern« ermöglichen das Erlernen des erwünschten Verhaltens im angstfreien Setting.

Durch die Modellvorgaben, die immer sich wiederholende Erörterung der Ziele, durch die Lektüre des Manuals lernen Ihre PatientInnen so viel, dass Sie auf die Technik der Bestrafung verzichten können.

- Jede PatientIn lernt von Beginn an, *sich selbst positiv zu bekräftigen*, sprich, sie lernt die Anwendung der goldenen Regel auch bei sich selbst. Sie sollte sogar, wenn möglich, als erste diese Rückmeldung versuchen, noch vor den anderen

12 »Bestrafung« im verhaltenstherapeutischen Verständnis meint bekanntlich jedwede Form von Abwertung, Ablehnung, Hervorheben von Schwachstellen und Fehlern etc.

Gruppenmitgliedern und der TherapeutIn. So wird es den PatientInnen ermöglicht, ihr *Selbstkonzept* fortschreitend zu verbessern.
Dieser Aspekt bereitet den PatientInnen oft große Schwierigkeiten, denn ein Hauptleitsymptom bei sozialen Störungen ist das negative Selbstkonzept. Geduld vonseiten der TherapeutIn, gründliche Psychoedukation, die auch repetiert werden sollte, und ständige Wiederholung der Selbstverstärkung können die PatientInnen allmählich von der Selbstabwertung wegführen.

- Das TSK ist so angelegt, dass im Verlauf der Behandlung die PatientInnen immer mehr befähigt werden, Schwierigkeiten selbst und eigenverantwortlich zu identifizieren und zu verändern. So sollen sie, zunächst mit Unterstützung durch die TherapeutIn, die persönlichen Situationen selbst gestalten. Damit wird dem Prinzip des *Selbstmanagements bzw. der Selbstkontrolle* Rechnung getragen.
- Die vorgegebenen Szenen sollen den PatientInnen vorgeführt werden, damit sie eine (visuelle) Vorstellung von den sozialen Kompetenzen und damit ein *Modell* erhalten. Dazu soll die TherapeutIn den entsprechenden Videoclip zeigen. Ich rate dringend dazu, nicht selbst die Szene als Modell vorzuführen, so wie es in den Anfängen der Selbstsicherheitstrainings noch üblich war. Zum einen sind ungeübte TherapeutInnen selbst noch etwas unsicher im Verhalten. Zum anderen haben die PatientInnen häufig Hemmungen, eventuelle Zweifel am (neuen) Verhalten zu äußern: Sie wagen es nicht, ihre TherapeutIn zu kritisieren. Sie wagen es aber eher, das Videomodell infrage zu stellen. Das ist gerade zu Beginn durchaus sinnvoll. Nur so können sie lernen und verstehen, um was es geht.
  Hier aber eine kurzer Warnhinweis: Diskutieren Sie als TherapeutIn nicht zu lange – das kognitive Ruminieren und immer wieder neu Hinterfragen ist ja eine uns gut bekannte Vermeidungsstrategie. Sie lassen also Kritik zu, erläutern auch und erklären; Sie ermutigen aber unbedingt alsbald, mit dem Üben zu beginnen, um das neue Verhalten selbst zu erleben, sowohl als Handelnde als auch als Gegenüber.
  Hier nur das Beispiel aus der Szene 1: Zu erleben, dass ein freundlicher Gruß das gewohnte Entschuldigen gut ersetzt, ist eine erste »Erleuchtung« und macht langes Diskutieren überflüssig.
- Nach den Basisübungen sollten Sie eine *Zwischenmessung* (z. B. U und FAF; Ullrich 2001) durchführen, um den Stand der Entwicklung zu prüfen. Meistens ist es sinnvoll, die Aufbauübungen anzuschließen; Sie können aber anhand der Messergebnisse entscheiden, ob Sie nur noch auszugsweise Vertiefungsübungen machen wollen oder sogar sofort übergehen können zu den persönlichen Übungen. Ich empfehle Ihnen, die Aufbauübungen *nur in Ausnahmefällen* zu reduzieren oder

gar zu übergehen; sie beinhalten noch eine Menge an wichtigen Informationen, die insbesondere die O-Variable beeinflussen helfen.

- Es kann vorkommen, dass Sie PatientInnen haben, die nur auf einem Faktor besonders hochladen (z. B. Kontaktangst). Stellen Sie unbedingt zunächst sicher, ob sich nicht doch auch Schwächen bei den anderen Faktoren verstecken, indem Sie Probeübungen aus dem Fundus der Basisübungen machen. Sollte es sich zeigen, dass der Schwerpunkt wirklich auf z. B. KO liegt, können Sie ein reduziertes TSK ausschließlich mit KO-Übungen durchführen. Im Manual sind bei allen Übungen die Bereiche in den Überschriften mit angegeben, in denen die Szene angesiedelt ist.
- Die persönlichen Übungen werden nach dem Schema »Konstruktion eines Rollenspiels« (→ Kap. 3) erstellt. Hier möchte ich auf einen sehr wichtigen Aspekt hinweisen, denn auch hier besteht die Gefahr der Überforderung der PatientInnen: *Weniger ist mehr.* Fassen Sie sich bei der Gestaltung einer individuellen Szene kurz. Bleiben Sie konzis und prägnant. Ihre PatientInnen müssen nicht KommunikationsexpertInnen werden. Oft sind kurze, klar umrissene Übungssituationen weiterführender als umfangreiche und komplexe. Eheprobleme lassen sich selbstsicher und mit den erlernten Kompetenzen aufgreifen; wenn sie aber, wie im Fallbeispiel Walter (→ Kap. 8.3 »3. Beispiele«) chronifiziert sind, ist eine zusätzliche Paartherapie sicher sinnvoller.
- Zur zeitlichen Organisation: Das TSK ist im Rahmen einer *Langzeittherapie* mit einer Verlängerung auf insgesamt 60 Sitzungen, wie sie in Deutschland von den gesetzlichen Krankenkassen vorgesehen ist, sehr gut zu integrieren. In der Regel können Sie in 30 Gruppensitzungen à 100 Minuten das Training unterbringen. Parallel dazu sind Einzelsitzungen nicht nur sinnvoll, sondern meines Erachtens auch notwendig. Wie viel Sie an Sitzungen brauchen, hängt auch von den weiteren Therapiezielen und der Schwere der Diagnose ab. Auf die Beschränkung auf eine Kurzzeittherapie von 24 Sitzungen sollten Sie verzichten.

9.2 Nach dem TSK

- Eine *Abschlussmessung* z. B. mit dem FAF und dem U (Ullrich 2001) sollte direkt nach Beendigung und, wenn möglich, nach weiteren drei Monaten durchgeführt werden.
- Im Rahmen der *Rückfallprophylaxe* ermuntern Sie die Gruppe, in Kontakt zu bleiben und die Technik des Rollenspiels gemeinsam weiterzupflegen. Lösungsorien-

tierte Maßnahmen sind viel zielführender, als ewig Probleme durchzusprechen. Diese Erkenntnis können Sie natürlich auch Ihren PatientInnen im Einzelsetting vermitteln.

9.3 Eine Information zum Schluss

Bevor Sie Ihren PatientInnen ein Training anbieten, sollten Sie das TSK selbst gut kennen und selbst erfahren haben. Dies fördert Ihre Empathie und Ihr Verständnis für die Besonderheit der Wirkungsweise.

Eine junge Kollegin, die bei mir an unserem Institut an einem der Seminare zum TSK teilgenommen hat und eine vorhergehende psychoanalytische Ausbildung absolviert hatte, fasste ihre Erfahrungen mit dem TSK so zusammen: »Ich war sehr skeptisch eingestellt und hatte immer ein eher oberflächliches Üben erwartet. Jetzt weiß ich, dass das TSK zu strukturellen Veränderungen verhilft. Ich bin davon sehr berührt und angetan.« Diese Erkenntnis können Sie nur in der Selbsterfahrung erlangen.

Und das ist auch mein abschließender Rat: Sammeln Sie diese Erfahrungen auch für sich.

Ich wünsche Ihnen viele gute Erkenntnisse und viele Erfolge!

Literatur

American Psychiatric Association (2015). Diagnostische Kriterien DSM-5®. Deutsche Ausgabe. 1. Aufl., Göttingen: Hogrefe.

Albani, C., Schmutzer, G., Blaser, G., Körner, A., Nawroth, C., Geyer, M., Brähler, E. (2006). Die Entwicklung einer Kurzversion (U-Bogen-24) des Unsicherheitsfragebogens von Ullrich und Ullrich de Muynck. Psychotherapie, Psychosomatik, medizinische Psychologie 56, 118–127.

Alsleben, H., Hand, I. (Hrsg.) (2013). *Soziales Kompetenztraining. Leitfaden für die Einzel- und Gruppentherapie bei Sozialer Phobie.* Wien: Springer.

Aron, E. N. (2014). *Hochsensible Menschen in der Psychotherapie.* Paderborn: Junfermann.

Bandura, A. (1977). Self-efficacy: *Toward a unifying theory of behavioral change. Psychological Review 84* (2), 191–215.

Bandura, A. (1986). *Social foundations of thought and action: A social cognitive theory.* Englewood Cliffs, NJ: Prentice-Hall.

Blöschl, L. (1969). *Grundlagen und Methoden der Verhaltenstherapie.* Bern: Hans Huber.

Clark, D. M., Wells, A. (1995). The Cognitive Model of Social Phobia. In: Heimberg, R. G., Liebowitz, M. R., Hope, D. A., Schneier, F. R. (Hrsg.), *Social Phobia Diagnosis, Assessment, and Treatment.* New York: Guilford Press, S. 69–93.

Feldhege, F.-J., Krauthahn, G. (1979). *Verhaltenstrainingsprogramm zum Aufbau sozialer Kompetenz (VTP).* Berlin: Springer.

Grawe, K. (1998). *Psychologische Therapie.* Hogrefe: Göttingen.

Grawe, K., Caspar, F. (1984). Die Plananalyse als Konzept und Instrument für die Psychotherapieforschung. In: Baumann, U. (Hrsg.), *Psychotherapieforschung. Makro- und Mikroperspektive.* Göttingen: Hogrefe, S. 177–197.

Gray, J. A. (1987). *The psychology of fear and stress.* 2. Aufl. Cambridge: Cambridge University Press.

Güroff, E. (2018). Das Training sozialer Kompetenzen (TSK) in der stationären Praxis – Das Manual. Stuttgart: Klett-Cotta.

Güroff, E. (2022). Innere Bilder in der Verhaltenstherapie – Die Macht der Vorstellungskraft nutzen. Stuttgart: Klett-Cotta.

Hautzinger (Hrsg.) (2011). Kognitive Verhaltenstherapie – Behandlung psychischer Störungen im Erwachsenenalter. Weinheim: Beltz.

Hayes, S. C., Follette, V. M., Linehan, M. M. (Hrsg.) (2012). *Achtsamkeit und Akzeptanz: Das Erweitern der kognitiv-behavioralen Tradition.* Tübingen: dgvt-Verlag.

Hinsch, R., Bauer, M., Pfingsten, U., Weigelt, M. (1983). Das Gruppentraining zur Förderung sozialer Kompetenz (GSK). Konzeption und erste Ergebnisse zur Evaluation. *Zeitschrift für Klinische Psychologie 12*, 229–244.

Hinsch, R., Pfingsten, U. (2007). *Das Gruppentraining sozialer Kompetenzen (GSK). Grundlagen, Durchführung, Materialien.* 5. Aufl., Weinheim: PVU.

Kanfer, F. H., Saslow, G. (1969). Behavioral analysis: An alternative to diagnostic classifications. *Archives of General Psychiatry 12,* 529–538.

Kanfer, F. H., Saslow, G. (1974). Verhaltenstheoretische Diagnostik. In: Schult, D. (Hrsg.), *Diagnostik in der Verhaltenstherapie.* München: Urban & Schwarzenberg, S. 24–59.

Klingen, N. (2023). Sechs Superkräfte für Ihr Leben – Wohlbefinden kann man lernen. Stuttgart: Klett-Cotta.

Linden, M. (2023). Verbitterung und Posttraumatische Verbitterungsstörung. 2. überarbeitete und ergänzte Aufl. Göttingen: Hogrefe.

Margraf, J., Rudolf, K. (1999). *Soziale Kompetenz, Soziale Phobie. Anwendungsfelder, Entwicklungslinien, Erfolgsaussichten.* 2. Aufl. Hohengehren: Schneider.

Margraf, J., Vriends, N. (2005). *Soziale Kompetenz, soziale Unsicherheit, soziale Phobie. Verstehen und verändern.* 3. Aufl. Hohengehre: Schneider.

Posadzki, P., Lewandowski, W., Ernst, E. (2012). Guided imagery for non-musculoskeletal pain: A systematic review. American Joural of Medicine, 125 (10), 915–923.

Reddemann, L. (2001). Imagination als heilsame Kraft – Zur Behandlung von Traumafolgen mit ressourcenorientierten Verfahren. München: Kösel.

Reinecker, H. (2015). *Verhaltensanalyse: Ein Praxisleitfaden.* Göttingen: Hogrefe.

Schwäbisch, L., Siems, M. (1974). *Anleitung zum sozialen Lernen für Paare, Gruppen und Erzieher: Kommunikations- und Verhaltenstraining.* Reinbek: Rowohlt.

Stangier, U., Clark, D. M., Ginzburg, D. M., Ehlers, A. (2016). *Soziale Angststörung.* 2. Aufl. Göttingen: Hogrefe.

Stangier, U., Heidenreich, T., Peitz, M. (2009). *Soziale Phobien. Ein kognitiv-verhaltenstherapeutisches Behandlungsmanual.* Weinheim: Beltz/PVU.

Sulz, S., Hauke, G. (Hrsg.) (2009). *Strategisch-Behaviorale Therapie SBT. Theorie und Praxis eines innovativen Psychotherapieansatzes.* München: CIP-Medien.

Ullrich, R. (2001). *ATP: Testmappe.* 2. Aufl. Stuttgart: Klett-Cotta.

Ullrich, R. (2002). *ATP: Anleitung für den Therapeuten. Einübung von Selbstvertrauen und sozialer Kompetenz.* 2. Aufl. Stuttgart: Klett-Cotta.

Ullrich, R., de Muynck, R. (2001). *ATP 1: Einübung von Selbstvertrauen – Bedingungen und Formen sozialer Schwierigkeiten.* 8. Aufl. Stuttgart: Klett-Cotta.

Ullrich, R., de Muynck, R. (2004). *ATP 3: Einübung von Selbstvertrauen und kommunikative Problemlösung – Anwendung in Freundeskreis, Arbeit und Familie.* 7. Aufl. Stuttgart: Klett-Cotta.

Ullrich, R., de Muynck, R. (2006). *ATP 2: Einübung von Selbstvertrauen – Grundkurs.* 8. Aufl. Stuttgart: Klett-Cotta.

WHO (2005). *Internationale Klassifikation psychischer Störungen. ICD-10 Kapitel V(F). Klinisch-diagnostische Leitlinien.* 5. Aufl. Bern: Hans Huber.

WHO (2019) Internationale Klassifikation der Krankheiten. 11. Revision (ICD 11).

Wilken, B. (2024). Methoden der Kognitiven Umstrukturierung – Ein Leitfaden für die psychotherapeutische Praxis. 9. aktualisierte Aufl., Stuttgart: Kohlhammer.

Wolpe, J. (1977). *Praxis der Verhaltenstherapie.* 2. Aufl. Bern: Hans Huber.

Young, J. E., Klosko, J. S., Weishaar, J. R. (2006). *Schema Therapy. A practitioner's guide.* New York: Guildford Press.

Zu den Videoclips

Die Videoclips (→ S. 4, Impressum) zeigen einzelne Szenen des TSK im Modell. Sie sind entstanden an einem sonnigen Wochenende in den Räumen der Münchner Ambulanz der AVM mit jungen GymnasiastInnen, die an ihrer Schule im Rahmen ihres Kunstunterrichts bei Frau Gundula Ebert ein Filmprojekt durchführten. Als DarstellerInnen beteiligten sich AusbildungsteilnehmerInnen an dem Institut der AVM, zum Teil mit ihren Kindern.

Es ist sichtbar, wie viel Freude allen Beteiligten dieses Wochenende bereitete. Alle Szenen wurden ohne Vorbereitung und Vorübungen aufgezeichnet. Und der Zweck war zunächst ein sehr anspruchsloser: Es sollte eine Verfilmung der Szenen erarbeitet werden, die im Rahmen von Seminaren zum TSK am Institut als Vorlage dienen kann.

Nun wurde aus dem Manual ein Buch, und es wurde lange überlegt, ob diese spielerische und unperfekte Variante einer Verfilmung überhaupt veröffentlicht werden kann. Die Alternative wäre eine Version mit professionellen FilmemacherInnen und SchauspielerInnen. Schließlich haben wir uns, meine Lektorin Frau Dr. Treml-Begemann und ich, nicht ohne uns bei KollegInnen zu beraten, für diese spielerische Variante entschieden.

Die Darstellungen zeigen gut die diversen Skills, die im Sinne der sozialen Kompetenz angestrebt werden; sie zeigen aber durchaus auch, dass das zu erlernende Verhalten nicht perfekt und geschliffen sein muss.

Es ist vielmehr sogar sinnvoll, ein eher unperfektes Modell zu präsentieren. Wie im Text mehrfach dargestellt, ist Perfektionismus eine Form der Vermeidung von Versagensängsten. So wäre eine professionelle Darbietung sogar ein Widerspruch zu dem im Buch vertretenen Konzept.

Wie erwähnt: Es wird sichtbar, welche Strategien einzusetzen sind, wie man soziale Situationen angehen und lösen kann, ohne den ersten Preis in sozialer Kompetenz gewinnen zu müssen.

Kontakt zur Autorin über www.avm-d.de und erika.gueroff@avm-d.de